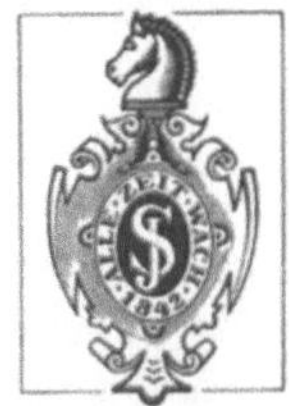

K. O. Stumpe   D. Klaus (Hrsg.)

Blutdrucksenkung heute – Korrektur von Struktur und Funktion der Arterie

Mit Beiträgen von
E. Bassenge · R. G. Bretzel · M. Feldmer · D. Ganten
P. Gohlke · R. Gotzen · J.-L. Imbs · D. Klaus · R. Kolloch
K. Liederwald · W. Meyer-Sabellek · N. Niedermaier
J. P. Santoni · K.-L. Schulte · K. O. Stumpe · Th. Unger

Mit 24 Abbildungen

Springer-Verlag
Berlin Heidelberg GmbH

Professor Dr. KLAUS O. STUMPE
Medizinische Poliklinik
der Universität Bonn
Wilhelmstr. 35–37
W-5300 Bonn 1
Bundesrepublik Deutschland

Professor Dr. DIETER KLAUS
Städtische Kliniken Dortmund
Medizinische Klinik
Beurhausstr. 40
W-4600 Dortmund 1
Bundesrepublik Deutschland

Umschlagbild: Elastische Fasern der Arterienmedia (s. Abb. 2a, b; S. 95)

ISBN 978-3-540-53417-4   ISBN 978-3-642-85813-0 (eBook)
DOI 10.1007/978-3-642-85813-0

Gesamtherstellung: K. Triltsch GmbH, Würzburg
19/3130-543210 – Gedruckt auf säurefreiem Papier

Vorwort

Die Einführung der ACE-Hemmer in die klinische Medizin ist ein Beispiel für eine zielgerichtete pharmakologische Entwicklung und stellt ein völlig neues, pathophysiologisch sinnvolles Prinzip für die Behandlung der arteriellen Hypertonie und der Herzinsuffizienz dar. Aufgrund der Erfahrungen, die in den vergangenen 10 Jahren mit diesen Substanzen in der praktischen Medizin gewonnen wurden, werden ACE-Hemmer heute neben Calciumantagonisten, β-Rezeptorenblockern, Diuretika und postsynaptischen Blockern zur Initialbehandlung von hypertensiven Patienten eingesetzt. Hämodynamisch senken ACE-Hemmer den arteriellen Blutdruck über eine Reduktion des gesamtperipheren Gefäßwiderstandes. Das Herzzeitvolumen und die Herzfrequenz bleiben unverändert, es kommt zu keiner Expansion des intravasalen Volumens. Dies erlaubt eine Monotherapie mit ACE-Hemmern. ACE-Hemmer – allein oder in Kombination mit Diuretika – interferieren nicht mit den homöostatischen kardiovaskulären Reaktionen bei aufrechter Körperhaltung und unter Belastung. Die arterielle Dilatation, die für die Abnahme des verminderten Gefäßwiderstandes verantwortlich ist, scheint in jedem Zielorgan der Erkrankung aufzutreten. Im Gegensatz zu direkten Vasodilatatoren und adrenergen Inhibitoren führen ACE-Hemmer zu einer Dilatation sowohl der efferenten als auch der afferenten glomerulären Arteriolen und senken dadurch den glomerulären hydrostatischen Druck, obwohl die renale Durchblutung und das Glomerulumfiltrat erhalten bleiben. Diese renalen Besonderheiten können sich vorteilhaft im Sinne einer Nephroprotektion bei Patienten mit Diabetes mellitus auswirken. Erste Befunde weisen darauf hin, daß ACE-Hemmer in der Lage sind, bei Diabetes mellitus das Auftreten einer Mikroalbuminurie zu verzögern und eine bestehende Mikroalbuminurie abzuschwächen. ACE-Hemmer reduzieren bei Hypertonie nicht nur die linksventrikuläre Nachlast, sondern vermindern auch die Masse und Wanddicke des Herzmuskels. Neuere Befunde weisen darauf hin, daß ACE-Hemmer auch die hypertrophierte Gefäßwand bei Hypertonie zurückbilden können, und zwar unabhängig von der Blutdrucksenkung. Die Mechanismen, die diesen strukturellen und dadurch funktionellen

Auswirkungen zugrunde liegen, sind im einzelnen nicht geklärt,
doch schließen sie wahrscheinlich die autokrinen/parakrinen Wirkungen des Renin-Angiotensin-Systems und seine Effekte auf biologische Vorgänge innerhalb der glatten Gefäßmuskelzelle und des
kardialen Myozyten ein. Der molekulare Nachweis von Genex-
pressionen für Renin und Angiotensinogen in Geweben weist darauf hin, daß das Vorhandensein des Systems wenigstens zum Teil
Folge seiner lokalen Synthese ist. Diese Beobachtungen unterstüt-
zen die Hypothese, daß lokal gebildetes Angiotensin von großer
Bedeutung für die Regulation individueller Gewebefunktionen ist.
ACE-Hemmer besitzen keine ungünstigen Wirkungen auf den
Fett-, Glukose- und Harnsäurestoffwechsel und führen zu keiner
Senkung der Serum-Kalium-Konzentration. Sie können zu einer
Zunahme der Insulinsensitivität führen und damit zu einer günstigen Beeinflussung der bei Hypertonie häufig nachweisbaren Insulinresistenz. Diese günstigen Effekte der ACE-Hemmer tragen
ebenso wie die hämodynamischen Wirkungen zum kardioprotek-
tiven Potential dieser Substanzen bei und sind als Voraussetzung
für ihre Wirksamkeit im Sinne einer Senkung bzw. Prävention des
kardiovaskulären Risikos anzusehen. Es wird von besonderem
Interesse sein, in Zukunft bereits zur Verfügung stehende ACE-
Hemmer daraufhin zu untersuchen, inwieweit sie selektiv auf spezifische Organ-Renin-Angiotensinsysteme (z. B. Herz, Blutgefäße,
Niere, Gehirn und andere) wirken oder nicht wirken und möglicherweise ACE-Hemmer mit unterschiedlichen spezifischen organbezogenen Angriffspunkten zu entwickeln. Hierdurch könnte
es vielleicht möglich sein, eine organspezifische Differentialtherapie mit diesen Substanzen durchzuführen. Aufgrund ihrer hämodynamischen Eigenschaft und Wirkungen auf lokale Gewebs-
strukturen und Funktionen eignen sich ACE-Hemmer zur Behandlung der Hypertonie mit gleichzeitig bestehenden Begleiterkrankungen wie Herzinsuffizienz, Myokardhypertrophie, arterielle Verschlußerkrankung, Diabetes mellitus mit und ohne
Nephropathie, Niereninsuffizienz, Fettstoffwechselstörungen, chronisch obstruktive Lungenerkrankungen, sowie im Alter. Das
Mitte 1989 begonnene bundesweite Forschungsvorhaben P.U.T.S.
(Perindopril und therapeutische Sicherheit) untersucht die organspezifische Wirkung der ACE-Hemmung bei Hypertonikern mit
unterschiedlichen Begleiterkrankungen und Begleittherapien. Dieses Forschungsvorhaben soll sowohl einen Beitrag zur therapeutischen Sicherheit der ACE-Hemmung liefern als auch offene Fragen zur Wirksamkeit und zum differentialtherapeutischen Einsatz
dieses antihypertensiven Prinzips bei Hypertonie mit Begleiterkrankungen beantworten.

In dem hier vorliegenden Band werden aktuelle Aspekte der
Behandlung kardiovaskulärer Erkrankungen mit ACE-Hemmern

– insbesondere von Hypertonie und Herzinsuffizienz – im einzelnen erörtert. Pharmakologen und Kliniker besprechen Wirkmechanismen, therapeutische Wirksamkeit und Sicherheit dieses neuartigen Therapieprinzips sowie seinen Stellenwert in der Behandlung der Hochdruckkrankheit mit ihren mannigfaltigen Begleiterscheinungen wie Fettstoffwechselstörungen, Diabetes mellitus, Myokardhypertrophie, Herzinsuffizienz, arterielle Verschlußkrankheit und Niereninsuffizienz. Es wird die Besonderheit des therapeutischen Prinzips der ACE-Hemmung unter Berücksichtigung der Möglichkeit seiner in Zukunft organbezogenen Anwendung dargestellt. Die Beiträge machen deutlich, daß das Prinzip der ACE-Hemmung über seine Blutdruck- und Nachlast senkende Wirkung hinaus das Potential hat, Struktur und Funktion der pathologisch veränderten Gefäß- und Herzmuskelzellen wiederherzustellen.

Bonn/Dortmund   K. O. STUMPE
im November 1990   D. KLAUS

Inhaltsverzeichnis

Mitarbeiterverzeichnis

BASSENGE, EBERHARD, Prof. Dr. med.
Lehrstuhl für Angewandte Physiologie
der Albert-Ludwigs-Universität der Universität Freiburg,
Hermann-Herder-Str. 7, W-7800 Freiburg,
Bundesrepublik Deutschland

BRETZEL, REINHARD G., Prof. Dr. med.
Klinikum der Justus-Liebig-Universität,
Zentrum für Innere Medizin,
Medizinische Klinik III und Poliklinik
Rodthohl 6, W-6300 Gießen, Bundesrepublik Deutschland

FELDMER, MONIKA
Deutsches Institut für Bluthochdruckforschung
und Pharmakologisches Institut der Universität Heidelberg,
Im Neuenheimer Feld 366, W-6900 Heidelberg,
Bundesrepublik Deutschland

GANTEN, DETLEV, Prof. Dr. med.
Deutsches Institut für Bluthochdruckforschung
und Pharmakologisches Institut der Universität Heidelberg,
Im Neuenheimer Feld 366, W-6900 Heidelberg,
Bundesrepublik Deutschland

GOHLKE, PETER
Deutsches Institut für Bluthochdruckforschung
und Pharmakologisches Institut der Universität Heidelberg,
Im Neuenheimer Feld 366, W-6900 Heidelberg,
Bundesrepublik Deutschland

GOTZEN, REINHARD, Prof. Dr. med.
Klinikum Steglitz der FU Berlin,
Medizinische Klinik und Poliklinik,
Hindenburgdamm 30, 1000 Berlin 45,
Bundesrepublik Deutschland

IMBS, JEAN-LOUIS, Prof. Dr. med.
Service d'Hypertension et des Maladies Vasculaires,
Centre Hospitalier Régional Universitaire,
Hôpital Civil, 1 place de l'Hôpital, F-67091 Strasbourg

KLAUS, DIETER, Prof. Dr. med.
Städtische Kliniken Dortmund, Medizinische Klinik
Beurhausstr. 40, W-4600 Dortmund 1,
Bundesrepublik Deutschland

KOLLOCH, RAINER, Priv.-Doz. Dr. med.
Medizinische Poliklinik der Universität Bonn,
Wilhelmstr. 35–37, W-5300 Bonn 1,
Bundesrepublik Deutschland

LIEDERWALD, Katharina, Dr. med.
Klinikum Steglitz der FU Berlin,
Abteilung für Innere Medizin,
Hindenburgdamm 30, 1000 Berlin 45,
Bundesrepublik Deutschland

MEYER-SABELLEK, WOLFGANG, Priv.-Doz. Dr. med.
Klinische Forschung und Entwicklung,
Boehringer Mannheim GmbH,
Sandhofer Str. 116, W-6800 Mannheim 31,
Bundesrepublik Deutschland

NIEDERMAIER, NIKOLAI
Deutsches Institut für Bluthochdruckforschung
und Pharmakologisches Institut der Universität Heidelberg,
Im Neuenheimer Feld 366, W-6900 Heidelberg,
Bundesrepublik Deutschland

SANTONI, J. P.
IRIS, F – 9220 Neuilly-sur-Seine

SCHULTE, KARL-LUDWIG, Priv.-Doz. Dr. med.
Klinikum Steglitz der FU Berlin,
Abteilung für Innere Medizin, Hindenburgdamm 30,
1000 Berlin 45, Bundesrepublik Deutschland

STUMPE, KLAUS O., Prof. Dr. med.
Medizinische Poliklinik der Universität Bonn,
Wilhelmstr. 35–37, W-5300 Bonn 1,
Bundesrepublik Deutschland

UNGER, THOMAS, Prof. Dr. med.
Deutsches Institut für Bluthochdruckforschung
und Pharmakologisches Institut der Universität Heidelberg,
Im Neuenheimer Feld 366, W-6900 Heidelberg,
Bundesrepublik Deutschland

Das Renin-Angiotensin-System, Molekularbiologie und Pharmakologie – Was gibt es Neues?

N. Niedermaier, M. Feldmer und D. Ganten

Das Renin-Angiotensin-System (RAS) ist ein wichtiges Effektorsystem in der Regulation des Blutdrucks und der Salz- und Wasserhomöostase. Das Glykoprotein Angiotensinogen ist hierbei der Ausgangspunkt: das Protein wird in der Leber synthetisiert und in das Blut abgegeben, wo es das Substrat für Renin darstellt. Renin wird von den juxtaglomerulären Zellen der Niere synthetisiert, gespeichert und sezerniert, und spaltet von Angiotensinogen das Dekapeptid Angiotensin I ab. Angiotensin I wird schließlich durch eine Dipeptidylpeptidase (Angiotensin-Konvertingenzym) in das Effektorpeptid des RAS, das Angiotensin II überführt (Abb. 1).

Angiotensin II ist für eine ganze Reihe physiologischer Effekte verantwortlich. Es löst durch direkten Angriff an der glatten Muskulatur eine Vasokonstriktion des arteriellen und venösen Gefäßsystems aus und regt die Sekretion des Mineralokortikoids Aldosteron aus der Zona glomerulosa der Nebennierenrinde an, wodurch im distalen Tubulus der Niere die Na^+-Reabsorption gesteigert wird. Angiotensin II besitzt außerdem einen direkten Einfluß auf die Na^+-Reabsorption in der Niere, der unabhängig von Aldosteron ist. Weiterhin bahnt Angiotensin II die synaptische Transmission des zentralen Sympathikus und führt zu einer vermehrten Ausschüttung von Katecholaminen aus dem Nebennierenmark, es steigert den Salzappetit und das Durstgefühl im ZNS und stimuliert die Synthese von antidiuretischem Hormon aus der Hypophyse. Das Ergebnis all dieser Effekte ist eine Volumenexpansion des Extrazellulärraumes, eine Erhöhung des peripheren Widerstandes und somit eine Blutdrucksteigerung. Die Kontrolle der physiologischen Aktivität des RAS erfolgt in erster Linie über die Steuerung der Sekretionsrate von Renin und damit der Bildungsgeschwindigkeit von Angiotensin II, denn die Geschwindigkeit der nachgeschalteten enzymatischen Spaltung von Angiotensin I zu Angiotensin II läuft sehr schnell in einer Reaktion 1. Ordnung ab. Die kurze Plasmahalbwertszeit von Renin von 20–30 min und die rasche Ausschüttung aus Speichern ermöglichen eine schnelle Anpassung an sich ändernde physiologische und pathophysiologische Bedingungen. Entscheidende Parameter für schnelle Änderungen der Reninsekretion sind der renale Perfusionsdruck und der renale Sympathikotonus, während Änderungen der Natriumhomöostase mehr langfristige Adaptationen der Reninsekretion auslösen. Die Plasmakonzentrationen von Angiotensin II sind v. a. von der Reninfreisetzung, aber auch von der Angiotensinogensynthese der Leber abhängig, da die Plasmaangiotensinogenkonzentration (ca. 10^{-6} mol/l) in der Nähe der Michaelis-Menten-Konstanten der Enzym-Substrat-Reaktion liegt.

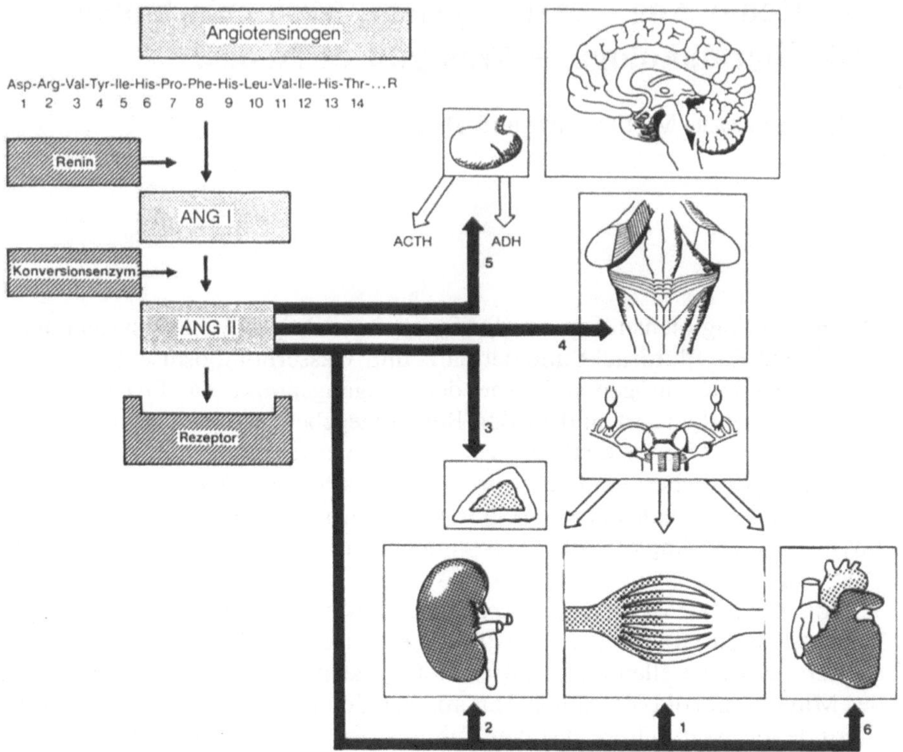

Abb. 1. Entstehung von Angiotensin II (*ANG II*). Dieses bewirkt über Rezeptoren an den Gefäßen: Vasokonstriktion (*1*), an der Niere: Na^+-Retention (*2*), an der Nebenniere: Aldosteronfreisetzung (*3*), am Hirnstamm und an den Nervenendigungen des sympathischen Nervensystems: Tonuserhöhung (*4*), an der Hypophyse: Freisetzung von antidiuretischem Hormon (ADH), Oxytozin und adrenokortikotropem Hormon (ACTH) (*5*) und hat wahrscheinlich am Herzen inotrope Effekte (*6*). *R* Rest des Gesamtangiotensinogenmoleküls. Weitere Erläuterungen s. Text

Neben dem klassischen, zirkulierenden RAS konnten in den letzten Jahren lokale, gewebsspezifische Renin-Angiotensin-Systeme nachgewiesen werden. Es wurde die Hypothese aufgestellt, daß neben den Plasmakomponenten des RAS auch das jeweilig lokal im Gewebe gebildete Protein an der Blutdruckregulation und an anderen biologischen Funktionen beteiligt sein könnte. Das zirkulierende, endokrine Plasma-RAS scheint für die Kurzzeitregulation des Blutdrucks verantwortlich zu sein, während die Funktion der autokrinen oder parakrinen Gewebe-Renin-Angiotensin-Systeme in der Langzeitkontrolle und in der Regulation der Organfunktion liegen könnte.

Die Molekularbiologie hat in den vergangenen Jahren entscheidend dazu beigetragen, die Physiologie und Pathophysiologie des RAS besser zu verstehen und zu neuen Erkenntnissen über die Entstehung bzw. Aufrechterhaltung der Hypertonie zu gelangen. Ziel dieses Artikels ist es nun, neue Ergebnisse aus diesem Forschungsbereich zusammenzufassen und einen Überblick über den gegenwärtigen Stand der Forschung zu geben.

Renin

Renin, ein Glykoprotein mit einem Molekulargewicht von 37000–40000, wurde aus verschiedenen Spezies isoliert, darunter Mensch und Ratte [8, 10], ebenso wie die cDNS. Die Gene des menschlichen Renins, des Renins der Ratte und der Maus wurden kloniert und sequenziert [16, 21, 4, 31]. Zwischen dem Reningen der Maus und dem der Ratte besteht ein hoher Grad an Homologie – beide besitzen 9 Exons, die von 8 Introns unterbrochen werden. Das menschliche Gen weist darüber hinaus ein zusätzliches Miniexon (Exon Va) auf, welches nur für 3 Aminosäuren kodiert [21]. Strukturanalysen des menschlichen Reninmoleküls weisen darauf hin, daß dieses Miniexon für eine Schleifenstruktur auf der Oberfläche des Moleküls kodiert, wobei bisher dahingestellt bleiben muß, ob diese Tatsache von funktioneller Bedeutung für die Verarbeitung oder Degradation von Renin ist. Im Gegensatz zum Menschen und Ratte besitzen einige Mäusestämme 2 Reningene, nämlich Ren-1 und Ren-2 [12, 31]. Diese Mäusestämme weisen i. allg. eine höhere Reningenexpression in den meisten Organen auf, insbesondere in der Glandula submandibularis [43]. Sequenzanalysen der 5′-Region der Reningene von Maus und Mensch zeigten verschiedene Promotorregionen, die sich in einer 150 bp langen Sequenz im 5′-flankierenden Bereich befinden und P1a, P1 und P2 genannt werden. Diese sogenannten TATA-Boxen initiieren die Renin-mRNS-Transkription verschiedener Länge [39, 13]. In der Tat haben Primer-extension-Analyse und Nuclease-S1-Mapping ergeben, daß Mausrenin-mRNS in der Glandula submandibularis an verschiedenen Stellen initiiert wird [13, 39]. Außerdem wurden in Organen wie Nebenniere und Hoden mehr als eine Art mRNS charakterisiert [13, 39, 36]. Im Gegensatz dazu war in der Niere, im Herz und im Gehirn nur ein Transkriptionsstart aktiv. Diese Befunde erlangen besondere Bedeutung, wenn man bedenkt, daß sich 2 potentielle Translationsinitiationsstellen in der 5′-flankierenden Region des Mäuseningens befinden, und somit verschiedene Reninvorläufermoleküle synthetisiert werden können. Diese Ergebnisse erweitern die klassische Vorstellung von Präprorenin als Vorläufermolekül von Renin beträchtlich [30].

Die Entdeckung von Restriktionsfragmentpolymorphismen im menschlichen Reningen [14, 33] und in dem der Ratte [37, 26] gab Anstoß zu der Frage, inwieweit die Vererbung eines bestimmten Polymorphismus mit der Entwicklung der Hypertension in Zusammenhang steht. Eine Möglichkeit zur Untersuchung dieser Frage bietet die Forschung mit transgenen Tieren [17, 32, 42], die die Integration eines bestimmten Gens in das Erbgut eines Empfängertieres ermöglicht. Dazu werden die betreffenden DNS-Moleküle in eine Eizelle des Spendertieres injiziert, und diese schließlich in den Uterus des Empfängertieres implantiert. Bei erfolgreicher Züchtung ist man dann in der Lage, phänotypische und genotypische Änderungen zu korrelieren und evtl. mit den Mechanismen, die die Reninexpression und -regulation bestimmen, in Beziehung zu setzen.

Ein interessantes Beispiel für diese Methodik ist die Züchtung von Ratten als Träger des Mausreningens Ren-2. Es wurden befruchtete Ratten-Eizellen mit einem linearen DNS-Fragment, welches das gesamte DBA/2J-Ren-2-Gen enthielt, injiziert und entsprechende Tierlinien etabliert. Diese Tiere entwickelten einen Blutdruck von bis zu 270 mm Hg im Alter von 70 Tagen, wobei ein erheblicher sexueller Dimorphismus bestand – die männlichen Tiere hatten einen um fast 100 mm Hg höheren Blutdruck als die weiblichen Tiere.

Mit Northern Blot Analyse und RNAse Protection Assays wurde mRNA des Transgens im Gehirn, im Hoden, in der Prostata, im Thymus und im Dünndarm spezifisch nachgewiesen, wobei die Expression des Transgens in der Nebenniere besonders hoch war. Das Plasma dieser Tiere weist ausschließlich erniedrigte Werte des eigenen, endogenen Renin-Angiotensin-Systems auf – so sind alle Parameter mit Ausnahme von Prorenin, das um das 10- bis 20fache erhöht ist, deutlich gesenkt. Diese Tiere reagieren aber trotzdem auf ACE-Hemmerbehandlung. Niedrige Dosen von Captopril (10 mg/kg KG/Tag) senken den Blutdruck deutlich. So ergibt sich das interessante Bild eines Bluthochdrucks, der nicht vom Plasmarenin abhängig ist und trotzdem durch Inhibition des RAS durch ACE-Hemmer beeinflußt werden kann. Besonders interessant in diesem Zusammenhang ist die Tatsache, daß diese transgenen Tiere erhöhte Aldosteronwerte bei hoher Genexpression von Renin in der Nebenniere haben, was sie – wenn man sich den ausgeprägten sexuellen Dimorphismus vor Augen führt – zu einem geeigneten Modell für Untersuchungen zum Einfluß von Steroiden auf die Genexpression macht. In Verbindung mit Befunden, die darauf hinweisen, daß das Transgen in der Nebenniere steroid reguliert ist und Änderungen des Blutdrucks bei weiblichen Tieren im Zeitverlauf deutlicher sind als bei männlichen, rückt diese Beobachtung weiter in das Zentrum der Betrachtung.

Angiotensinogen

Angiotensinogen ist das einzige bekannte Substrat für Renin und der einzig bekannte hochmolekulare Vorläufer für das Effektorpeptid des RAS, das Angiotensin II. Dieses Glykoprotein mit einem Molekulargewicht zwischen 54 000 und 60 000 wird in der Leber synthetisiert und gespeichert, wurde aber auch schon in diversen anderen Organen wie Niere, Blutgefäße, Gehirn, Herz und Nebenniere nachgewiesen [5, 6, 18]. Das Angiotensinogengen der Ratte ist 11,8 kb lang und enthält 5 Exons und 4 Introns [35]. Bemerkenswerterweise befindet sich das Exon 1 in der nichttranslatierten 5'-Region des Gens; das Signalpeptid und die kodierende Region für Angiotensin I liegen im Exon 2, während die restlichen 3 Exons die Sequenz von 430 Aminosäuren kodieren (Abb. 2).

Strukturanalysen des Angiotensinogengens zeigten eine nahe Verwandtschaft mit dem α_1-Antitrypsingen und eine genetische Beziehung zur Familie

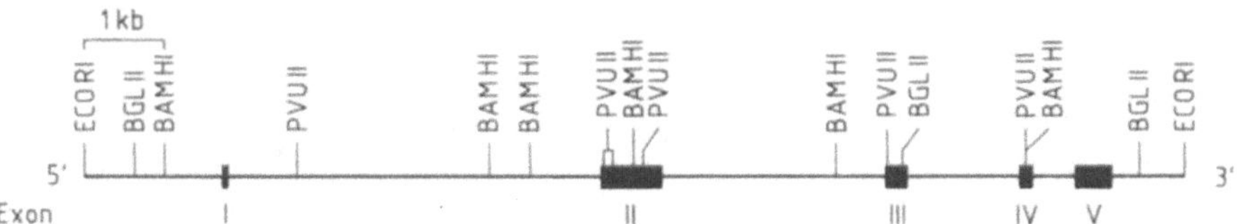

Abb. 2. Struktur des Angiotensinogengens. Die 5 Exons sind als *schwarze Boxen* und die Introns als *horizontale Linien* dargestellt

der Proteaseinhibitorengene [9, 41]. Obwohl nur ein Promotor in der 5′-flankierenden Region des Gens erwartet wurde, sind bisher 4 verschiedene mRNS nachgewiesen, die vermutlich von verschiedenen Polyadenylationensignalen gesteuert werden. Dennoch sind die in verschiedenen Geweben gebildeten Angiotensinogenproteine strukturell identisch [6], und kleinere Unterschiede im Molekulargewicht der sezernierten Formen rühren wahrscheinlich von posttranskriptionalen Veränderungen und Unterschieden in der Glykolysierung her.

Die Angiotensinogenfreisetzung in der Leber unterliegt verschiedenen hormonellen Stimuli wie Glukokortikoiden, Thyroxin und Östrogenen [15]. Außerdem wird sie durch Angiotensin II stimuliert [19, 20, 23, 34, 39, 40]. Klett et al. [24, 25] konnten in isolierten Hepatozyten zeigen, daß dieser sekretorischen Antwort ein Anstieg der Angiotensinogen-mRNS vorausgeht.

Mittels Sequenzvergleiche konnten 2 Glukokortikoid-induzierbare-Elemente (GRE) in der 5′-flankierenden Region des Rattenangiotensinogengens identifiziert werden. Über geeignete Deletionsmutanten dieser 5′-Region, die in CAT-Reporterplasmiden transient in Hepatomazellen exprimiert wurden, konnte die Funktionsfähigkeit dieser GRE nachgewiesen werden. Obgleich mittels Sequenzvergleiche für die Östrogenregulation noch keine ERE nachgewiesen werden konnten, zeigten Untersuchungen mit Deletionsmutanten, daß im 5′-flankierenden Bereich des Rattenangiotensinogengens östrogenregulierbare Elemente vorhanden sein müssen. Sie liegen vermutlich innerhalb eines 100 bp großen Bereichs vom Transkriptionsstart [11].

Angiotensinogen-mRNS wurde bisher in vielen verschiedenen Rattengeweben nachgewiesen [5], u. a. in der Niere, Leber, Herz, Gehirn und Blutgefäßen. Durch Nephrektomie und verschiedene Hormone konnte die mRNS stimuliert werden.

Ratten, die einer Diät mit erniedrigtem Kochsalzgehalt ausgesetzt waren, wiesen in Nierenrinde und -mark bis 3,5fach erhöhte Angiotensinogen-mRNS-Konzentrationen auf [22], während in der Leber keine Änderungen nachweisbar waren. Diese Befunde weisen darauf hin, daß Angiotensinogen in der Niere anderen Kontrollmechanismen unterliegt wie in der Leber und – ähnlich wie im Fall von Renin – gewebsspezifisch reguliert wird.

Angiotensinrezeptoren

Über Angiotensinrezeptoren ist noch relativ wenig bekannt. Die Diskussion über die Bedeutung des mas-Onkogens wurde kürzlich durch den Nachweis von 2 verschiedenen Angiotensinrezeptoren in der Nebenniere und im Gehirn der Ratte erweitert. Beide Rezeptoren zeigten ähnliche Affinität für Angiotensin II und dessen Antagonisten Saralasin [7]. Längere Zeit wurde angenommen, daß das mas-Onkogen für einen funktionellen Angiotensin-II-Rezeptor kodiert. Dieser Standpunkt ist jedoch umstritten, da unklar ist, ob es sich bei den beobachteten Effekten lediglich um eine dosisabhängige oder wirklich um eine ligandenspezifische Reaktion handelt. Außerdem ist die Affinität des Rezeptors für Angiotensin III größer als für Angiotensin II, was ebenfalls an der physiologischen Bedeutung des Rezeptors zweifeln läßt. Über die funktionelle Bedeutung der mas-Expression in vivo ist bisher nichts bekannt und gegenwärtig Gegenstand intensiver Forschung. Die kodierenden Sequenzen für das Onkogen und das Protoonkogen sind identisch, was ein Hinweis darauf ist, daß die Onkogeneigenschaften nicht auf strukturelle Veränderungen des Genproduktes zurückzuführen sind. Bisher ist jedoch die exakte Charakterisierung der Mutation, die zum transformierenden Phänotypen führt, nicht bekannt. Es gibt jedoch Hinweise darauf, daß Veränderungen der Transkriptionskontrolle die Onkogeneigenschaften bewirken. Da für Angiotensinogen mitogene Effekte nachgewiesen sind, ist es nicht erstaunlich, daß eine veränderte Transkriptionskontrolle zu veränderter Regulation von Zellwachstum führt.

Angiotensinkonversionsenzym

Das Angiotensin-I-Konversionsenzym (ACE) ist eine Dipeptidylcarboxypeptidase, die COOH-terminale Dipeptide von verschiedenen Substraten abspalten kann. Im Fall des Angiotensin I spaltet das Konversionsenzym das carboxyterminale Histidyl-Leucin-(His-Leu)-Dipeptid vom Dekapeptid Angiotensin I ab, und führt somit zur Entstehung von Angiotensin II.

Das Enzym wurde bisher in verschiedenen Organen nachgewiesen, u. a. im Plasma, in der Niere, im Hoden und im Gehirn – wobei die weitaus höchste Aktivität jedoch in der Lunge gefunden wird, wo ACE immerhin ca. 0,1 % des gesamten Lungenproteins darstellt. Im Gegensatz zu Renin besitzt ACE nur geringe Substratspezifität und kann eine ganze Reihe endogener Peptidsubstrate hydrolysieren, beispielweise Bradykinin. Damit greift das ACE von 2 Seiten synergistisch in die Blutdruckregulation ein: einerseits produziert es das vasokonstriktorische und antinatriuretisch wirkende Oktapeptid Angiotensin II, und auf der anderen Seite inaktiviert es das vasodilatatorische und natriuretisch wirkende Nonapeptid Bradykinin. Kürzlich wurde die cDNS für ACE in Menschen [1] und in der Maus isoliert, wobei im Fall der Maus ein cDNS-Fragment, welches für die N-terminalen 332 Aminosäuren des Enzyms kodiert, beschrieben wurde.

Northern Blot Analysen von Nieren- und Lungengewebe der Maus zeigten die Expression von ACE-mRNS verschiedener Längen, nämlich 4900 und 4250 Basen – diese Beobachtungen werden Experimente über die Regulation der ACE-mRNS unter verschiedenen physiologischen und pathologischen Bedingungen ermöglichen. Die Regulation des ACE ist auf der Proteinebene im Gegensatz dazu bereits näher untersucht: cAMP [27], Glukokortikoide [28], Thyroxin und Captopril [29] führen zu einer erhöhten Aktivität des ACE.

Zusammenfassung

Das Renin-Angiotensin-System ist als das wesentliche Kontrollsystem des Blutdrucks und der Salz- und Wasserhomöostase des Körpers aufzufassen. Neben dem klassischen, humoralen System des Blutplasmas – in dem Renin und das Angiotensinkonversionsenzym die Entstehung von Angiotensin II aus Angiotensinogen über das Zwischenprodukt Angiotensin I ermöglichen – gibt es ein lokal im Gewebe vorhandenes Renin-Angiotensin-System, dessen Bedeutung möglicherweise in der Langzeitkontrolle des Blutdrucks und in der Regulation verschiedener Organfunktionen besteht.

Molekularbiologische Methoden haben entscheidend dazu beigetragen, das RAS weiter zu charakterisieren und seine komplexen Funktionen zu verstehen. Die Klonierung und Sequenzierung der Gene von Renin, von Angiotensinogen, die Isolation der cDNS des ACE und die Züchtung von transgenetischen Tieren als Träger eines fremden Gens eröffneten neue Wege für die Forschung über Zusammenhänge und die Regulationsmechanismen des Renin-Angiotensin-Systems unter verschiedenen physiologischen und pathophysiologischen Bedingungen.

Es ist zu erwarten, daß bedeutende neue Erkenntnisse über dieses System in Zukunft aus dem Gebiet der Molekularbiologie kommen werden. Ziel dieses Artikels war es, bisher bekannte Tatsachen in kurzer Form zusammenzufassen und einen Überblick über den aktuellen Stand der Forschung zu geben.

Literatur

1. Ahlenc-Gelas F, Soubrier F, Hubert C, Allegrini J, John M, Tregear G, Corvol P (1988) Molecular cloning and complete aminoacid sequence of human angiotensin I converting enzyme. Hypertension 12:340 (Abstract)
2. Bernstein KE, Martin BM, Bernstein EA, Linton J, Striker L, Striker G (1988) The isolation of angiotensin converting enzyme cDNA. J Biol Chem 263:11 021–11 024
3. Brasier AR, Tate JE, Ron D, Habener J (1989) Multiple cis-acting DNA regulatory elements mediate hepatic angiotensinogen gene expression. Mol Endocrinol 3:1022–1034
4. Burnham CE, Hawelu-Johnson CL, Frank BM, Lynch KR (1987) Molecular cloning of rat renin cDNA and its gene. Proc Natl Acad Sci USA 84:5605–5609
5. Campbell DJ, Habener JF (1986) Angiotensinogen gene is expressed and differentially regulated in multiple tissues of the rat. J Clin Invest 79:31–39

6. Campbell DJ, Habener JF (1987) Cellular localization of angiotensinogen gene expression in brown adipose tissue and mesentery: Quantification of messenger ribonucleic acid abundance using hybridization in situ. Endocrinology 121:1616–1626
7. Chiu AT, McCall DE, Nguyen TT et al. (1989) Discrimination of angiotensin II receptor subtypes by dithiothreitol. EJP 170:117–118
8. Cohens S, Taylor JM, Murakami K, Michelakis AM, Inagami T (1972) Isolation and characterization of renin like enzymes from mouse submaxillary glands. Biochemistry 11:4286–4293
9. Doolitle RF (1983) Angiotensinogen is related to the antitrypsin-antithrombin-ovalbumin family. Science 222:417–419
10. Dzau VJ, Slater EE, Haber E (1979) Complete purification of dog renal renin. Biochemistry 18:5224–5228
11. Feldmer M (1990) Diplomarbeit Biologie, Universität Heidelberg (Institut für Pharmakologie)
12. Field LJ, McGowan RA, Dickinson DP, Gross KW (1984) Tissue and gene specifity of mouse renin expression. Hypertension 6:597–603
13. Field LJ, Philbrick WM, Howles PN, Dickinson DP, McGowan RA, Gross KW (1984) Expression of tissue specific Ren-1 and ren-2 genes in mice: comparative analysis of 5' proximal flanking regions. Mol Cell Biol 4:2321–2331
14. Frossard PM, Gonzales PA, Fritz LC, Ponte PA, Fiddes JC, Atlas SA (1986) Two PFLP's at the human renin (ren) gene locus. Nucleic Acids Res 14:4380
15. Hackenthal E, Klett C, Münter K (1988) Control of angiotensinogen synthesis and secretion by the liver. Med Sci Res 16:7–10
16. Hardman JA, Hort YJ, Cantanzaro DF, Tellan JT, Baxter JD, Morris BJ, Shine J (1984) Primary structure of the human renin gene. DNA 3:457–468
17. Held WA, Mullins JJ, Kuhn NJ, Gallagher JF, Gu GD, Gross T (1989) T antigen expression and tumorigenesis in transgenic mice containing a mouse major urinary protein SV 40 T antigen hybrid gene. EMBO J 8:183–191
18. Hellman W, Suzuki F, Ohkubo H, Nakanishi S, Ludwig G, Ganten D (1988) Angiotensinogen gene expression in extrahepatic rat tissues. Application of a solution hybridization assay. Naunyn-Schmiedebergs Arch Pharmacol 338:327–331
19. Herrmann HC, Dzau VJ (1983) The feedback regulation of angiotensinogen production by components of the renin-angiotensin system. Circ Res 52:328–334
20. Herrmann HC, Morris BJ, Reid IA (1980) Effect of angiotensin II and sodium depletion on angiotensinogen production. Am J Physiol 238:E145–E149
21. Hobart PM, Fogliano M, O'Connor BA, Schaefer IM, Chirgwin JM (1984) Human renin gene: structure and sequence analysis. Proc Nat Acad Sci USA 81:5026–5030
22. Ingelfinger JR, Pratt RE, Ellison K, Dzau VJ (1986) Sodium regulation of angiotensinogen mRNA expression in rat kidney cortex and medulla. J Clin Invest 78:1311–1315
23. Klett C, Hackenthal E (1987) Induction of angiotensinogen synthesis and secretion by angiotensin II. Clin Exp Hypert A9:2027–2047
24. Klett C, Hellmann T, Müller F, Suzuki F, Nakanishi S, Ohkubo H, Ganten D, Hackenthal E (1988) Angiotensin II controls angiotensinogen secretion at a pretranslational level. J Hypertens 6 (Suppl 4) S442–S445
25. Klett C, Hellmann W, Suzuki F, Nakanishi S, Ohrubo H, Ganten D, Hackenthal E (1988) Induction of angiotensinogen mRNA in hepatocytes by angiotensin II and glucocorticoids. Clin Exp Hypert A10:1009–1022
26. Lindpaintner K, Takahashi S, Metzger R, Murakami K, Ganten D (1988) Restriction fragment length polymorphism (RFLP) of the renin gene distinguishes hypertensive and normotensive rat strains. Hypertension 12:359 (Abstract)
27. Lloyd CJ, Cary DA, Mendelsohn FAO (1987) Angiotensin converting enzyme induction by cyclic AMP and analogues in cultured endothelial cells. Mol Cell Endocrinol 52:219–225
28. Mendelsohn FAO, Lloyd CJ, Kachel C, Funder JW (1982) Induction by glucocorticoids of antiogensin converting enzyme production from bovine endothelial cells in culture and rat lung in vivo. J Clin Invest 70:684–692

29. Metsaerinne K, Rosenloef K, Groenhagen-Riska C, Fyhrquist F (1988) Direct radio-immunoassay of renin substrate: effect of converting enzyme inhibition. Scand J Clin Lab Inves 48:131–136
30. Morris BJ (1986) New possibilities for intracellular renin and inactive renin now that the structure of the human renin gene has been elucidated. Clin Sci 71:345–355
31. Mullins JJ, Burt DW, Windass JD, McTurk P, George H, Brammer WJ (1982) Molecular cloning of two distinct renin genes from the DBA/2 mouse. EMBO J 1:1461–1466
32. Mullins JJ, Sigmund DD, Kane-Haas C, Wu C, Pacholec F, Zeng Q, Gross KW (1988) Studies on the regulation of renin genes using transgenic mice. Clin Exp Hypert A 10:1157–1167
33. Naftilan AJ, Burt D, Paul M, Pratt RE, Leppert M, White R, Williams R, Hobart P, Chirgwin J, Dzau VJ (1987) Identification and localization of four restriction fragment length polymorphisms (RFLP) in the human renin gene. Clin Res 35:445 A
34. Nasjleti A, Masson GMC (1973) Stimulation of angiotensinogen formation by renin and angiotensinogen. Proc Soc Exp Biol Med 142:307–310
35. Ohkubo H, Kageyama R, Ujihara M, Hirose T, Inayama S, Nakanishi S (1983) Cloning and sequence analysis of cDNA for rat angiotensinogen. Proc Nat Acad Sci USA 80:2196–2200
36. Paul M, Burt DW, Nakamura N, Dzau VJ (1988) Tissue specifity of renin promotor activity in the mouse. Hypertension 12:339, A 27 (Abstract)
37. Rapp JP, Wang SM, Dene H (1989) A genetic polymorphism in the renin gene of Dahl rats cosegregates with blood pressure. Science 243:542–544
38. Sernia C, Reid IA (1980) Stimulation of angiotensinogen production: a dose related effect of angiotensin II in the conscious dog. Am J Physiol 239:E 442–446
39. Soubrier F, Panthier JJ, Houot A-M, Rougeon F, Corvol P (1986) Segmental homology between the promotor region of the human renin gene and the mouse ren 1 and ren 2 promotor regions. Gene 41:85–92
40. Stuzman M, Radziwill R, Komischke K, Klett C, Hackenthal E (1986) Hormonal and pharmacological alteration of angiotensinogen secretion from rat hepatocytes. Biochim Biophys Acta 886:48–56
41. Tanaka T, Ohkubo H, Nakanishi S (1984) Common structural organization of the angiotensinogen and α-1 antitrypsin genes. J Biol Chem 259:8063–8065
42. Tronik D, Dreyfus M, Babinet C, Rougeon F (1987) Regulated expression of the Ren-2 gene in transgenic mice derived from parenteral strains carrying only the Ren-1 gene. Embo J 6:983–987
43. Wilson CM, Ward DE, Erdos EG, Gecse A (1976) Studies on membrane-bound renin in the mouse and rat. Circ Res 38 (Suppl II):II-95–II-98

Lokale Hemmung des Konversionsenzyms in Gefäßen durch Konversionsenzymhemmer: funktionelle und morphologische Aspekte

Th. Unger und P. Gohlke

Unser Wissen über blutdruckregulierende Hormonsysteme hat sich in den letzten Jahren sprunghaft erweitert. Dies gilt insbesondere für das Renin-Angiotensin-System (RAS).

Verschiedene Forschungsgruppen kamen schon vor Jahren zu der Schluß-folgerung, daß Renin in der Gefäßwand, unabhängig vom Plasma-RAS, an der Blutdruckregulation und am Bluthochdruck beteiligt sein könnte [10, 23, 27, 28]. Diese Vermutung wurde in den letzten Jahren durch biochemische und molekularbiologische Befunde weiter untermauert, mit deren Hilfe nachgewiesen werden konnte, daß die Komponenten des RAS und das zur lokalen Angiotensinbildung erforderliche genetische Material (mRNS für Angiotensinogen, Konversionsenzym) in der Gefäßwand vorhanden sind [2, 7, 9, 26].

Viele dieser Erkenntnisse über das RAS in der Gefäßwand verdanken wir einer neuen Substanzklasse von Inhibitoren des RAS, den sog. „ACE-Hemmern". Im folgenden wird über das RAS in der Gefäßwand und seine Hemmung durch die ACE-Inhibitoren berichtet. Funktionelle und strukturell-morphologische Konsequenzen dieser „Gewebs-RAS-Hemmung" werden diskutiert.

Vaskuläres Angiotensin: funktionelle Aspekte

Lokal gebildetes Angiotensin II (ANG II) kann den Gefäßtonus und die Gefäßdehnbarkeit über verschiedene Wege beeinflussen. Dazu gehören eine direkte Vasokonstriktion durch Stimulation von Angiotensinrezeptoren in den glatten Muskelzellen der Gefäßmedia [21], eine Förderung der noradrenergen Übertragung an sympathischen Synpasen [15, 39] und die Stimulierung der transmembranären Na^+- und Ca^{2+}-Transportsysteme an der Zellmembran, wie vor kurzem an kultivierten glatten Gefäßmuskelzellen aufgezeigt wurde [13]. Außerdem kann ANG II auch über eine Stimulation der endothelialen Prostacyclinsynthese eine vasodilatatorische Wirkung ausüben [29], deren funktionelle Bedeutung jedoch noch ungeklärt ist.

In letzter Zeit sind darüber hinaus zusätzliche Wirkungen des ANG II entdeckt worden, die sich als besonders wichtig für die Ausbildung (und Rückbildung) einer Hypertrophie der Gefäßmedia erweisen könnten; ANG II kann wie andere endogene Vasokonstriktoren Protoonkogene und Wachstumsfaktoren stimulieren und eine noch weitgehend ungeklärte Wirkung auf

Rezeptoren am Zellkern ausüben [8]. Hier könnte theoretisch ein spezifischer therapeutischer Vorteil der ACE-Hemmer vorliegen, wenn sie in der Lage wären, mit ANG II einen für die Gefäßwand- und Herzhypertrophie bedeutsamen Wachstumsfaktor auszuschalten.

Lokalisierung des Konversionsenzyms in der Gefäßwand

Angiotensinkonversionsenzym (ACE) konnte im Gefäßgewebe von großen und kleinen Arterien und Venen des Menschen und verschiedener Tiergattungen nachgewiesen werden, und zwar mit Hilfe von Methoden zur Messung der Enzymaktivität und in neuerer Zeit durch Immunofluoreszenz- und Radioinhibitorbindungstests [12, 16, 38]. In einem Großteil dieser Studien wurde das Enzym v. a. in der Endothelschicht nachgewiesen; es kann jedoch auch in der Adventitia vorkommen [20, 38]. Eine Studie von Velletri u. Bean [37], die einen großen Anteil der Enzymaktivität in der Tunica media von Rattenaorten lokalisierten, ließ vermuten, daß ANG II auch in den glatten Gefäßmuskelzellen gebildet werden kann. Auch die Beobachtung von Saye et al. [24], daß Angiotensin I (ANG I) auch nach Entfernung des Endothels eine Kontraktion in Aortenringen von Kaninchen bewirkt, weist darauf hin, daß es zu einer Konversion von ANG I in ANG II in Schichten der Gefäßwand außerhalb des Endothels kommen kann. Anderen Autoren gelang es jedoch nicht, eine entsprechende Enzymaktivität in der Gefäßmedia nachzuweisen [20, 38].

Wir müssen demnach davon ausgehen, daß die ANG-II-Synthese in den Gefäßen v. a. im oder am Endothel erfolgt (Abb. 1).

Es hat sich als sinnvoll erwiesen, von endokrinem ANG II zu sprechen, wenn das am Endothel gebildete ANG II über die Blutbahn weitertransportiert wird, und von parakrinem ANG II, wenn das Peptid nicht den Weg über die Blutbahn, sondern zurück ins Gewebe (hier: Gefäßwand) nimmt und lokal wirksam ist.

Besonderheiten des Konversionsenzyms in den Gefäßen

Das Konversionsenzym kann außer ANG I eine Reihe von vasoaktiven Peptiden abbauen [25], wobei der ACE-abhängige Metabolismus dieser Peptide bezüglich des Gefäßtonus und der Gefäßfunktion möglicherweise genauso wichtig ist wie die ANG-II-Bildung durch das Enzym. Darüber hinaus zeigt es sich immer mehr, daß ACE nicht das einzige Enzym ist, welches ANG II in der Gefäßwand bildet [36]. Demnach ist es vorstellbar, daß eine Hemmung des Konversionsenzyms in der Gefäßwand die vaskuläre ANG-II-Bildungsfähigkeit nicht völlig unterbindet, speziell in den Gefäßbereichen, in denen das lokale RAS durch andere ANG-II-bildende Enzyme aufrecht erhalten werden kann. Dies kann vielleicht das Phänomen erklären, daß bei nephrektomisierten Kaninchen nach einer oralen Einmalgabe des ACE-Hemmers Ramipril (10 mg/kg KG) ANG II zwar vermindert, aber dennoch in der Aortenwand meßbar war [35].

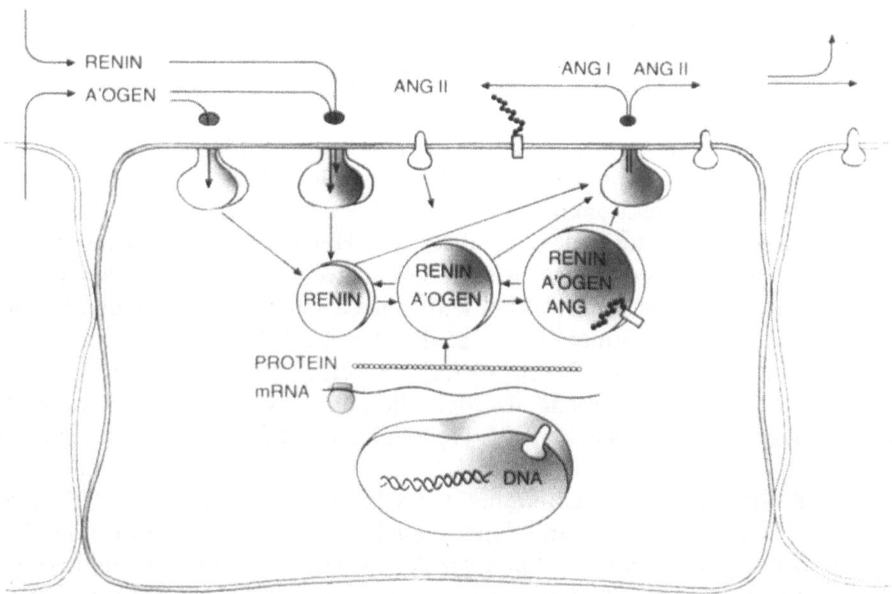

Abb. 1. Modell der lokalen Angiotensin-II-Bildung (*ANG II*) in einer Gefäßendothelzelle. Renin und Angiotensinogen (*A'OGEN*) können aus dem zirkulierenden Blut durch Rezeptorendozytose aufgenommen oder lokal in der Zelle gebildet werden. Die ANG-II-Synthese könnte intrazellulär stattfinden, findet jedoch auch extrazellulär statt, wenn intrazellulär gebildetes Angiotensin I (*ANG I*) durch Exozytose freigesetzt wird und mit Konversionsenzym auf der Lumenseite der Zellmembran in Kontakt kommt. *ANG II* kann mit Rezeptoren an derselben Zelle (autokrin) oder mit benachbarten Zellen (parakrin) interagieren

Hemmung des Konversionsenzyms in den Gefäßen

Frühere Studien an Ratten mit renaler Hypertonie haben indirekte Hinweise für eine ACE-Hemmung in den Gefäßen nach systemischer ACE-Hemmerbehandlung erbracht. In diesen Studien korrelierte nach bilateraler Nephrektomie der langsame Abfall der reninartigen Aktivität in den Gefäßen besser mit dem langsamen Blutdruckabfall und den Depressorantworten auf Blocker des RAS als der rapide Abfall der Plasmareninaktivität [26]. Darüber hinaus konnte in anderen Studien gezeigt werden, daß eine orale antihypertensive Langzeitbehandlung bei spontan hypertensiven Ratten (SHR) mit Captopril die Reninkonzentrationen in der Gefäßwand der Aorta erhöhte [1, 30] und daß diese Erhöhung unabhängig von der Steigerung des Plasmarenins renalen Ursprungs war [1].

Direkte Hinweise auf eine Hemmung des Konversionsenzyms in der Gefäßwand nach oraler Gabe von ACE-Hemmern wurden in der Folge von verschiedenen Forschungsgruppen erbracht. In einer Reihe von Experimenten bei SHR konnten Cohen u. Kurz [5] und Cohen et al. [6] nachweisen, daß eine orale Kurzzeitbehandlung mit Captopril und Enalapril in blutdrucksenkenden

Dosen zu einem erheblichen Abfall der ACE-Aktivität in der Aorta, der Mesenterialarterie und der A. carotis sowie in der V. cava, der Mesenterialvene und der Jugularvene führte. Im Gegensatz zu der ACE-Hemmung im Blut hielt die Hemmung des Enzyms in den Gefäßwänden mehr als 24 h an.

Eine länger andauernde Hemmung der ACE-Aktivität in der Gefäßwand als im Blutserum konnte auch von Velletri u. Bean [37] nach mehrmaligen intraperitonealen Injektionen von Captopril beobachtet werden. Unterschiede in der Stärke und Dauer der aortalen ACE-Hemmung nach akuter oraler Gabe von ACE-Hemmern bei Ratten konnten ebenfalls in unserem Labor beobachtet werden, wobei blutdrucksenkende Dosen von Ramipril und Enalapril mit ähnlichen Hemmeffekten auf die Plasma-ACE-Aktivität verglichen wurden (1 mg/kg KG bzw. 30 mg/kg KG). Ramipril erzeugte eine ACE-Hemmung in der Aorta von mehr als 90%, die mehr als 48 h anhielt, während Enalapril eine weniger starke ACE-Hemmung von kürzerer Dauer bewirkte [31].

Zu ähnlichen Ergebnissen kamen Chevillard et al. [3], die die ACE-hemmenden Wirkungen von Trandolapril und Enalapril im Blutserum und verschiedenen Geweben einschließlich der Aorta nach einer oralen suppressorischen Einmaldosis (3–300 µg/kg KG) beider Substanzen bei normotensiven Ratten untersuchten. Mit Dosen, die gleichermaßen die Serum-ACE-Aktivität hemmen, konnte Trandolapril ACE in der Aorta in stärkerem Maße inhibieren als Enalapril. 24 h nach Gabe dieser Einmaldosis war die Enzymaktivität in der Aorta bei der Enalaprilgruppe immer noch ungefähr 40% gehemmt, jedoch mit einer Tendenz zurück zu den Normalwerten, während das aortale ACE bei der Trandolaprilgruppe weiterhin maximal (>90%) inhibiert blieb.

Des weiteren führte eine orale Langzeitbehandlung mit Enalapril, Ramipril und Perindopril zu einer ausgeprägten Hemmung des Enzyms in der Aorten- und Mesenterialwand. Auch hier konnten Unterschiede zwischen den verschiedenen ACE-Hemmern in bezug auf die ACE-Inhibition in der Gefäßwand festgestellt werden, und zwar war die Hemmung durch Ramipril und Perindopril stärker als die durch Enalapril [31, 32, 34].

**Blutdrucksenkende Wirkungen der ACE-Hemmer
und vaskuläre ACE-Hemmung**

Versuche, In-vivo-Ansätze zur Untersuchung der Zusammenhänge zwischen der ACE-Hemmung in der Gefäßwand und den blutdrucksenkenden Wirkungen der ACE-Hemmer zu finden, haben sich als äußerst schwierig herausgestellt, wobei v. a. die klare Differenzierung zwischen den Wirkungen dieser Substanzen auf das ACE im Gewebe und denjenigen auf das Plasma-RAS sich als problematisch erwies. Ein experimenteller Ansatz, bei dem versucht wurde, das Plasma-RAS durch bilaterale Nephrektomie auszuschalten, ergab, daß ein stimuliertes RAS in der Gefäßwand möglicherweise zur Erhaltung eines erhöhten Blutdrucks beitragen kann und daß das vaskuläre RAS auf eine spezifische RAS-hemmende Behandlung anspricht [26].

Zusätzliche Befunde haben gezeigt, daß eine orale Behandlung mit ACE-Hemmern nicht nur die ACE-Aktivität, sondern auch die ANG-II-Konzentrationen in den Gefäßen unabhängig vom Plasma-RAS herabsetzen kann [35]. Dabei wurden Kaninchen, die 20 h zuvor bilateral nephrektomisiert worden waren, um das zirkulierende Renin auszuschalten, mit einer oralen Einmalgabe von Ramipril (10 mg/kg KG) behandelt. 4 h nach Behandlungsbeginn waren die ANG-II-Konzentrationen im Gefäßwandgewebe der Aorten im Vergleich zu den trägerbehandelten Kontrolltieren signifikant vermindert.

Bei einem zweiten Ansatz zur Klärung der Zusammenhänge zwischen der Enzymhemmung im Gewebe und den blutdrucksenkenden Effekten wurden die durch die ACE-Hemmer bedingten Veränderungen des Blutdrucks dem Grad der RAS-Hemmung im Plasma und im Gewebe gegenübergestellt. Nakata et al. [18] behandelten SHR und Ratten mit renal bedingter Hypertonie ("two-kidney, one-clip") 1 Woche lang oral mit dem ACE-Hemmer SA 446 und fanden, daß der maximale Blutdruckabfall zwar mit der maximalen ACE-Hemmung in der Aorta, nicht jedoch mit derjenigen im Gehirn, in der Lunge, im Herzen oder im Blut korrelierte. Nambu et al. [19] untersuchten die Verteilung im Gewebe von ^{14}C-Captopril und ^{14}C-Alacepril, einer mit Captopril verwandten Substanz, nach einer oralen Einmaldosis bei renal hypertonen Ratten. Sie fanden heraus, daß zwischen der Verteilung beider Substanzen im Gewebe und der lokalen ACE-Hemmung im Serum, in der Lunge, in der Aorta und in den Nieren eine gute Korrelation bestand. Obwohl das Ausmaß und die Dauer der blutdrucksenkenden Effekte der ACE-Hemmer nicht direkt mit der ACE-Hemmung in den jeweiligen Geweben in Zusammenhang gebracht werden konnten, gab es eine bessere Beziehung zwischen den pharmakologischen Unterschieden dieser Substanzen und der jeweiligen totalen ACE-Hemmung im Serum plus Gewebe als zu der jeweiligen individuellen ACE-Hemmung in Serum oder Gewebe.

Bei einem 3. experimentellen Ansatz wurden die Medikamente nach unterschiedlich langer Behandlungsdauer abgesetzt, und die in der Nachbehandlungsphase anhaltende Blutdruckerniedrigung wurde mit den Veränderungen des Plasma-RAS oder des Gewebe-ACE in der Nachbehandlungsphase in Beziehung gesetzt.

In unserem Labor wurden spontan hypertensive „stroke prone" Ratten (SHRSP) mehrere Wochen lang oral mit Enalapril (30 mg/kg KG/Tag) und Ramipril (3 mg/kg KG/Tag) behandelt. Der Blutdruck normalisierte sich, und es kam während der Behandlung zu einer ACE-Hemmung im Plasma und Gewebe verschiedener Organe. Nach Absetzung der Medikamente gingen die erniedrigten Blutdruckantworten auf intravenöses ANG I und die verminderte ACE-Aktivität im Blutplasma innerhalb eines Tages auf Normalwerte zurück, während der Blutdruck noch in den folgenden 2 Wochen gesenkt blieb und die ACE-Hemmung in der Niere sowie in der Gefäßwand der Aorta und der Mesenterialgefäße fortbestand [31, 33] (Abb. 2). Diese Befunde zeigten, daß die anhaltende blutdrucksenkende Wirkung der ACE-Hemmer zwar in keinem Zusammenhang mit der ACE-Hemmung im Plasma und Lungenendothel stand, daß jedoch ein zeitlicher Zusammenhang mit der anhaltenden ACE-

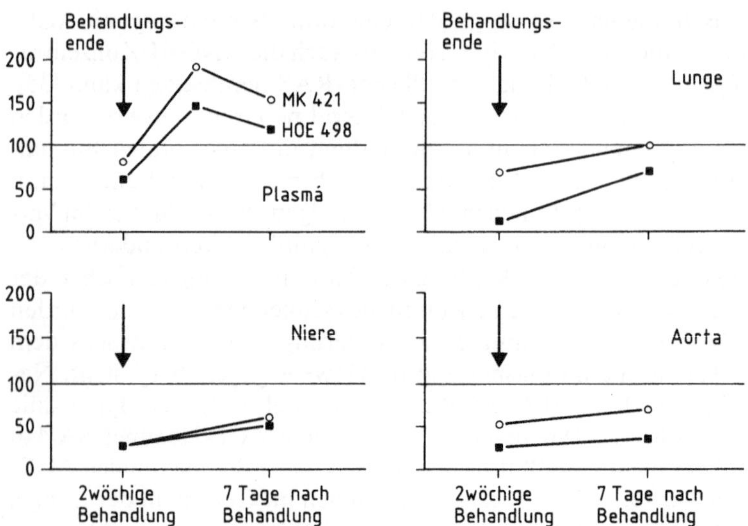

Abb. 2. Wiederherstellung der ACE-Aktivität in Plasma, Niere, Lunge und Aortenwand nach 2wöchiger Behandlung mit Enalapril (MK 421) und Ramipril (HOE 498) bei SHRSP. Die angegebenen Werte sind Prozentangaben der ACE-Aktivität im Vergleich zu unbehandelten Kontrollgruppen (mehr hierzu bei Unger et al. [33]). Beachtenswert ist, daß das Plasma-ACE bei den behandelten Tieren während der gesamten Nachbehandlungsphase höher war als bei den Kontrolltieren, während ACE in der Niere und der Aortenwand ganz und im Lungengewebe teilweise inhibiert blieb (Ramipril)

Hemmung in der Niere und der Gefäßwand der Aorta und der Mesenterialgefäße vorhanden war.

In ähnlichen Experimenten untersuchten Longman u. Howlett [14] die Beziehung zwischen der blutdrucksenkenden ACE-Hemmeraktivität und der Hemmung von Plasma- und Gewebe-ACE bei normotensiven Ratten unter den Bedingungen eines Natriummangels. Nach einer 3wöchigen Behandlungsdauer war die ACE-Aktivität im Gewebe der Aorta, des Mesenterialbetts und der Lunge noch bis zu 96 h nach Absetzen der Medikamente inhibiert, während die Blutdrucksenkung und die ACE-Hemmung im Plasma nur 48 h danach anhielten. Obwohl diese Ergebnisse darauf hindeuten, daß der Blutdruck in stärkerem Maße von einer Hemmung des Plasma-RAS abhängt als von einer ACE-Hemmung in der Gefäßwand, muß darauf hingewiesen werden, daß durch den vor der Behandlung bestehenden Natriummangel das Plasma-RAS in diesen Tieren stimuliert war, d. h. in seiner Bedeutung für die Aufrechterhaltung des Blutdrucks zugenommen hatte.

Schließlich berichteten Nakamura et al. [17] von einer ACE-Hemmung im Gefäßgewebe bei SHR nach einer oralen Einmalgabe von Cilazapril (0,3 und 3 mg/kg KG). Sie konnten nach Gabe des Medikaments eine anhaltende 24stündige ACE-Hemmung in der Aorta, in der A. carotis, in der A. und V. brachialis und femoralis und in der Pulmonalvene beobachten, während die ACE-Hemmung in den Mesenterial- und Nierengefäßen, der Pulmonalarterie, der A. subclavia und im Circulus arteriosus cerebri keine 24 h anhielt. Der Blutdruck war zwischen 4 und 6 h nach Behandlungsbeginn maximal und 24 h danach immer noch signifikant erniedrigt. Wie bereits in den oben angeführten Studien erscheint auch hier die ausgeprägte ACE-Hemmung in den größeren Arterien und Venen als ein Hauptmerkmal der systemischen Behandlung mit ACE-Hemmern. Dies legt die Vermutung nahe, daß die durch ACE-Hemmer bedingten Gefäßveränderungen nicht nur mit dem Gefäßwiderstand zusammenhängen, der durch die kleinen Arterien gesteuert wird, sondern auch mit der Dehnbarkeit (Compliance) der größeren Gefäße. Eine Übersicht zu diesem Thema findet sich bei Dzau u. Safar [9].

Wirkungen auf die Gefäßhypertrophie

In früheren morphometrischen Untersuchungen, die dazu bestimmt waren, die Wirkungen der blutdrucksenkenden Therapie auf die Gefäßhypertrophie zu untersuchen, beobachteten wir, daß bei normotensiven 6 Monate alten SHRSP, deren Mütter während der Schwangerschaft mit einer blutdrucksenkenden Dosis Captopril behandelt worden waren und bei denen die Captopriltherapie bis zum Versuchsende beibehalten wurde, die Nierenarterien und ihre Äste bis in die Größenordnung der Widerstandsgefäße keinerlei Anzeichen einer Mediahypertrophie aufwiesen [11] (Tabelle 1). Wie auch in der Studie von Oshima et al. [22] könnte die fehlende Entwicklung einer Gefäßhypertrophie hämodynamisch erklärt werden, d. h. dadurch daß sich bei diesen Tieren keine Hypertonie entwickelte; es besteht jedoch auch die Möglichkeit, daß Captopril eine direkte Wirkung auf die Gefäßstruktur ausübte [8].

Christensen et al. [4] verglichen in einer neueren Arbeit die Wirkung von ACE-Hemmern auf die Gefäßstruktur der Widerstandsgefäße bei SHR mit derjenigen anderer Antihypertensiva. In dieser Studie wurden männliche SHR im Alter von 4–24 Wochen mit antihypertensiven Dosen der ACE-Hemmer Perindopril und Captopril sowie des Kalziumkanalblockers Isradipin, des β-Blockers Metoprolol und des Vasodilators Hydralazin behandelt. Nach Absetzen der Substanzen gingen die Blutdruckwerte auf hypertensive Werte zurück. Dies war bei den Tieren, die mit Isradipin, Metoprolol und Hydralazin behandelt worden waren, in der 27. Woche der Fall, jedoch bei den Tieren unter Perindopril- und Captoprilbehandlung erst in der 36. Woche.

Das Media-Lumen-Verhältnis, das in den mesenterialen Widerstandsgefäßen aller Gruppen in der 24. Woche vor Abbruch der Behandlung ermittelt wurde, war vergleichbar reduziert unter Captopril, Isradipin und Hydralazin. Perindoprilbehandlung führte zu einer noch stärkeren Abnahme des Media-Lumen-Verhältnisses, während Metoprolol keinen signifikanten Effekt auf diesen Parameter hatte. Interessanterweise führte die durch Perindopril induzierte stärkere Abnahme des Media-Lumen-Verhältnisses zu keiner besseren langfristigen Blutdruckkontrolle als unter Captopril (Tabelle 2). Die Autoren schlossen daraus, daß die therapiebedingte Regression der Gefäßstruktur der mesenterialen Widerstandsgefäße nicht notwendigerweise ein Indikator für die

Tabelle 1. Querschnittsfläche der arteriellen Media an verschiedenen Stellen des Gefäßbaumes (Mittelwerte $\pm$ SEM). (Nach Heinrichs et al. [11])

	10^3 Querschnittsfläche [μm^2]			Intrarenale Arterien				Periphere Nieren-arterien
	Thorakale Aorta	Abdominale Aorta	Nieren-arterie	1. Aufzwei-gung	2. Aufzwei-gung	3. Aufzwei-gung	4. Aufzwei-gung	
Behandelte SHR	346$\pm$ 28	298$\pm$18	65$\pm$17	21$\pm$4	14$\pm$3	4,4$\pm$0,8	1,7$\pm$0,3	0,7$\pm$0,2
Unbehandelte SHR	633$\pm$101	433$\pm$61	103$\pm$20	40$\pm$6	26$\pm$5	8,3$\pm$2,3	4,1$\pm$1,2	1,3$\pm$0,4
Kontroll-WK-Ratten	378$\pm$ 31	335$\pm$11	71$\pm$13	20$\pm$2	12$\pm$1	5,2$\pm$0,8	1,6$\pm$0,1	0,8$\pm$0,3

Tabelle 2. Strukturelle und funktionelle Parameter der Widerstandsgefäße während Behandlung in der 24. Lebenswoche. (Nach Christensen et al. [4])

Gruppe	n	Lumen (μm)	Media (μm)	m : l (%)	Fläche ($\mu m^2 \times 10^3$)	Spannung (N/m)	Druck (kPa)	Stress (kPa)
SHR								
Kontrolle	20	209$\pm$ 6	14,2$\pm$0,6	6,8$\pm$0,2	10,0$\pm$0,5	3,4$\pm$0,21	32,4$\pm$1,0	243$\pm$ 9
PER	21	256$\pm$ 9*	11,2$\pm$0,4*	4,4$\pm$0,1	9,6$\pm$0,6	2,8$\pm$0,9	22,0$\pm$0,7	253$\pm$ 9
CAP	14	248$\pm$13*	14,2$\pm$0,6	5,9$\pm$0,4	11,7$\pm$0,8	3,5$\pm$0,2	28,7$\pm$1,2	252$\pm$11
ISR	16	232$\pm$ 7	13,4$\pm$0,4	5,8$\pm$0,1	10,4$\pm$0,5	3,6$\pm$0,1	31,0$\pm$0,6	272$\pm$10
MET	14	229$\pm$10	14,8$\pm$0,4	6,6$\pm$0,3	11,3$\pm$0,5	3,7$\pm$0,2	32,0$\pm$1,5	251$\pm$13
HYD	15	249$\pm$10*	14,5$\pm$0,5	5,9$\pm$0,2	12,1$\pm$0,7	3,7$\pm$0,2	29,8$\pm$1,3	256$\pm$10
WKY								
Kontrolle	16	260$\pm$ 7**	11,4$\pm$0,4**	4,4$\pm$0,1**	9,8$\pm$0,5	2,9$\pm$0,1**	22,2$\pm$0,7**	259$\pm$ 9

Werte sind Gruppenmittelwerte $\pm$ SEM. Gefäße wurden aus Biopsiematerial von 24 Wochen alten SHR während der Behandlung gewonnen. *SHR* spontan hypertensive Ratten; *WKY* Wistar-Kyoto-Ratten; *Lumen* Lumendurchmesser (l_1); *Media* Mediadicke (m_1); *m : l* Media/Lumenverhältnis; *Fläche* Mediaquerschnittsfläche; *Spannung* aktive Wandspannung; *Druck* aktiver Druck; *Stress* aktiver Mediastress; *n* Anzahl der Ratten pro Gruppe; *PER* Perindopril 2 mg/kg KG; *CAP* Captopril 58 mg/kg KG; *ISR* Isradipin 42 mg/kg KG; *MET* Metoprolol 140 mg/kg KG; *HYD* Hydralazin 27 mg/kg KG. * Signifikant niedriger als bei SHR; ** signifikant verschieden von SHR.

Blutdruckwerte nach Absetzen der Behandlung ist. Durch diesen Befund kamen auch Zweifel auf, ob die Gefäßstruktur per se überhaupt eine Rolle für die Höhe des Blutdrucks spielt. Trotzdem bestätigen diese Daten frühere Befunde aus Studien, in denen berichtet wurde, daß es nach Absetzung von ACE-Hemmern extrem lange dauerte, bis die Blutdruckwerte wieder auf die Vorbehandlungswerte zurückgingen. Da eine Regression der Gefäßstrukturveränderungen anscheinend nicht den ausschließlichen Faktor für die Dauer der persistierenden Blutdrucksenkung darstellt, könnte man den langsamen Rückgang auf die Ausgangswerte wohl eher auf langfristige funktionelle Veränderungen der Gefäßwand durch ACE-Hemmerbehandlung zurückführen.

Zusammenfassung

Es gibt eine Reihe von Hinweisen dafür, daß die antihypertensiven Effekte der ACE-Hemmer, besonders unter Langzeitbehandlung, mit einer lokalen ACE-Hemmung in der Gefäßwand zusammenhängen. Die Inhibition der ANG-II-Bildung im Gewebe kann als plausibler Mechanismus für die Erklärung einer Vielzahl von vaskulären Effekten der ACE-Hemmer betrachtet werden. Dabei darf jedoch nicht vergessen werden, daß es sich bei dem Konversionsenzym um ein relativ unspezifisches Enzym handelt und daß es durch die Hemmung von Gefäß-ACE auch zu einer lokalen Akkumulation von vasodilatatorischen Faktoren wie Kininen und Prostaglandinen kommen kann. Diese könnten ebenfalls für die vaskulären und antihypertensiven Wirkungen der ACE-Hemmer verantwortlich sein. Schießlich ist der genaue Syntheseweg von ANG II in der Gefäßwand noch genauso wenig bekannt wie die komplexe Interaktion zwischen zirkulierendem RAS (endokrines System) und ortsständigem RAS (para/autokrines System). Die Aufklärung dieser Fragen stellt ein wichtiges Forschungsgebiet der Zukunft dar.

Literatur

1. Assad MM, Antanaccio MJ (1982) Vascular wall renin in spontaneously hypertensive rats. Hypertension 4:487–493
2. Campbell DJ, Habener JF (1986) Angiotensinogen gene as expressed and differentially regulated in multiple tissues of the rat. J Clin Invest 78:31–39
3. Chevillard C, Brown NL, Mathieu M-N, Laliberte F, Worcel M (1988) Differential effects of oral trandolapril and enalapril on rat tissue angiotensin-converting enzyme. Eur J Pharmacol 147:23–28
4. Christensen LK, Jespersen LT, Mulvany MJ (1988) Therapeutic regression of resistance vessel structure in spontaneously hypertensive rats does not necessarily inhibit redevelopment of blood pressure on stopping treatment. (Proceedings of 12th Scientific Meeting of the International Society of Hypertension, Kyoto, Abstract 0189)
5. Cohen ML, Kurz KD (1982) Angiotensin converting enzyme inhibition in tissues from spontaneously hypertensive rats after treatment with captopril or MK-421. J Pharmacol Exp Ther 220:63–69
6. Cohen ML, Kurz KD, Schenk KW (1983) Tissue angiotensin converting enzyme inhibition as an index of the disposition of enalapril (MK-421) and metabolite MK-422. J Pharmacol Exper Ther 226:192–196

7. Darby I, Aldred P, Crawford RJ, Fernley RT, Niall HD, Penschow JD, Ryan GB, Coghlan JP (1985) Gene expression in vessels of the ovine renal cortex. J Hypertension 3:9–12
8. Dzau VJ (1987) Vascular angiotensin pathways: a new therapeutic target. J Cardiovasc Pharmacol 10 (Suppl 7):S9–S16
9. Dzau VJ, Safar ME (1988) Large conduit arteries in hypertension: role of the vascular renin-angiotensin system. Circulation 77:947–954
10. Ganten D, Hayduk K, Brecht HM, Boucher R, Genest J (1970) Evidence of renin release or production in splanchnic territory. Nature 226:551
11. Henrichs KJ, Unger Th, Berecek KH, Ganten D (1980) Is arterial media hypertrophy in spontaneously hypertensive rats a consequence of or a cause for hypertension. Clin Sci 59:331s–333s
12. Jackson B, Cubela R, Johnston C (1986) Angiotensin converting enzyme (ACE), characterization by ^{125}I-MK351A binding studies of plasma and tissue ACE during variation of salt status in the rat. J Hypertension 4:759–765
13. Kuriyama S, Nakamura A, Hopp L, Fine BP, Kino M, Cragoe E Jr, Aviv A (1988) Angiotensin II effect on ^{22}Na$^+$-transport in vascular smooth muscle cells. J Cardiovasc Pharmacol 11:139–146
14. Longman SD, Howlett DR (1986) Angiotensin-converting enzyme responses following enalapril in the sodium deficient rat. Eur J Pharmacol 123:379–386
15. Malik KU, Nasjletti A (1976) Facilitation of adrenergic transmission by locally generated angiotensin II in rat mesenteric arteries. Circ Res 38:26–30
16. Miyazaki M, Okunishi H, Mishimura K, Toda N (1984) Vascular angiotensin-converting enzyme activity in man and other species. Clin Sci 66:39–45
17. Nakamura Y, Nakamura K, Matsukura T (1988) Vascular angiotensin converting enzyme activity in spontaneously hypertensive rats and its inhibition with cilazapril. J Hypertension 6:105–110
18. Nakata K, Nishimura K, Takada T, Ikuse T, Yamauchi H, Iso T (1987) Effects of an angiotensin-converting enzyme ACE inhibitor, SA446, on tissue ACE activity in normotensive, spontaneously hypertensive, and renal hypertensive rats. J Cardiovasc Pharmacol 9:305–310
19. Nambu K, Matsumoto K, Takeyama K, Hosoki, Miyazaki H, Hashimoto M (1986) Tissue levels, tissue angiotensin converting enzyme inhibition and antihypertensive effect of the novel antihypertensive agent alacepril in renal hypertensive rats. Drug Res 36(1):47–51
20. Okunishi H, Miyazaki M, Okamura T, Toda N (1987) Different distribution of two types of angiotensin II-generating enzymes in the aortic wall. Biochem Biophys Res Comm 149:1186–1192
21. Oliver JA, Sciacca RR (1984) Local generation of angiotensin II as a mechanism of regulation of peripheral vascular tone in the rat. J Clin Invest 74:1247–1251
22. Oshima T, Matsushita Y, Miyamoto M, Koike H (1983) Effects of long-term blockade of angiotensin converting enzyme with captopril on blood pressure and aortic prolyl hydroxylase activity in spontaneously hypertensive rats. Eur J Pharmacol 91:283–286
23. Rosenthal J, Boucher R, Rojo Ortega JM, Genest J (1969) Renin activity in aortic tissue of rats. Can J Physiol Pharmacol 47:53
24. Saye JA, Singer HA, Peach MJ (1984) Role of endothelium in conversion of angiotensin I to angiotensin II in rabbit aorta. Hypertension 6:216–221
25. Skidgel RA, Defendini R, Erdös EG (1988) Angiotensin I converting enzyme and its role in neuropeptide metabolism. In: Turner AJ (ed) Neuropeptides and their Peptidases. Horwood, Chichester, pp 165–188
26. Swales JD, Heagerty AM (1987) Vascular renin-angiotensin system: the unanswered questions. J Hypertension 5:S1–S5
27. Thurston H, Swales JD (1977) Blood pressure response of nephrectomized hypertensive rats to converting enzyme inhibition: evidence for persistent vascular renin activity. Clin Sci Mol Med 52:299–304

28. Thurston H, Swales JD, Bing RF, Hurst BC, Marks ES (1979) Vascular renin-like activity and blood pressure maintenance in the rat: Studies of the effect of changes in sodium balance, hypertension and nephrectomy. Hypertension 1:643–649
29. Toda N (1984) Endothelium-dependent relation induced by angiotensin II and histamine in isolated arteries of dog. Br J Pharmacol 81:301–307
30. Unger Th, Hübner D, Schüll B, Lang RE, Rascher W, Rettig R, Ganten D (1982) Effect of chronic oral captopril treatment on tissue renin concentration and converting enzyme activity in stroke-prone spontaneously hypertensive rats. In: Rascher W, Clough D, Ganten D (eds) Hypertensive Mechanisms. Schattauer, Stuttgart New York, pp 768–773
31. Unger Th, Ganten D, Lang RE, Schölkens BA (1984a) Is tissue converting enzyme inhibition a determinant of the antihypertensive efficacy of converting enzyme inhibitors? Studies with the two different compounds, Hoe498 and MK421, in spontaneously hypertensive rats. J Cardiovasc Pharmacol 6:872–880
32. Unger Th, Fleck Th, Ganten D, Lang RE, Rettig R (1984b) 2-(N)-(S)-1-Ethoxycarbonyl-3-phenylpropyl-L-alamyl)-(1S,3S,5S)-2-azabicyclo (3.3.0)octane-3-carboxylic acid (Hoe498): antihypertensive action and persistent inhibition of tissue converting enzyme activity in spontaneously hypertensive rats. Drug Res 34 (II):1426–1430
33. Unger Th, Ganten D, Lang RE, Schölkens BA (1985) Persistent tissue converting enzyme inhibition following chronic treatment with Hoe498 and MK421 in spontaneously hypertensive rats. J Cardiovasc Pharmacol 7:36–41
34. Unger Th, Moursi M, Ganten D, Hermann K, Lang RE (1986a) Antihypertensive action of the converting enzyme inhibitor perindopril (S9490-3) in spontaneously hypertensive rats: comparison with enalapril (MK421) and ramipril (Hoe498). J Cardiovasc Pharmacol 8:276–285
35. Unger Th, Ganten D, Lang RE (1986b) Tissue converting enzyme and cardiovascular actions of converting enzyme inhibitors. J Cardiovasc Pharmacol 8 (Suppl 10):S75–S81
36. Unger Th, Gohlke P, Ganten D, Lang RE (1989) Converting enzyme inhibitors and their effects on the renin-angiotensin system of the blood vessel wall. J Cardiovasc Pharmacol 13 (Suppl 3):S8–S16
37. Velletri P, Bean BL (1982) The effect of captopril on rat aortic angiotensin-converting enzyme. J Cardiovasc Pharmacol 4:315–325
38. Wilson SK, Lynch DR, Snyder SH (1987) Angiotensin-converting enzyme labelled with [^{3}H]Captopril. Tissue localization and changes in different models of hypertension in the rat. J Clin Invest 80:841–851
39. Zimmermann BG (1981) Adrenergic facilitation by angiotensin: Does it serve a physiological function? Clin Sci 60:343–348

Die Bedeutung struktureller Gefäßveränderungen bei der essentiellen Hypertonie

R. Kolloch

Das Ziel einer antihypertensiven Therapie ist nicht allein die Blutdrucksenkung, sondern protektive und ggf. reparative Effekte im Bereich des kardiovaskulären Systems sollten durch die Behandlung erreicht werden. In diesem Zusammenhang sind strukturelle Gefäßwandveränderungen wie die Mediahypertrophie von besonderer Bedeutung [8, 9, 11, 14].

Mechanismen der Gefäßwandhypertrophie

Ähnlich wie bei der linksventrikulären Hypertrophie hat man zunächst angenommen, daß auch die Gefäßwandhypertrophie im Rahmen der Entwicklung eines Hochdrucks in erster Linie druckabhängig ist [10, 11, 21]. Neben druckabhängigen Mechanismen ist eine Reihe druckunabhängiger trophischer Faktoren identifiziert worden [3–5, 17, 19, 22]. Neben einer Aktivierung des Renin-Angiotensin-Systems sowie des Sympathikotonus sind der proliferative Einfluß eines Hyperinsulinismus, von Protoonkogenen, die Beteiligung von zellulären Na^+/H^+-Ionenaustauschvorgängen mit intrazellulärer Alkalisierung und andere Mechanismen bei der Entstehung der Mediahypertrophie diskutiert worden [3–5, 17, 24, 26].

Erhöhte Angiotensin-II-Konzentrationen in der Gefäßwand können das Gefäßwachstum über direkte Effekte an der glatten Gefäßmuskulatur oder indirekt über eine Potenzierung der sympathischen Nervenaktivität beeinflussen. Eine durch Angiotensin II induzierte Proteinsynthese mit zellulärer Hypertrophie ist an verschiedenen Zelltypen, wie z.B. adrenalen und myokardialen Zellen sowie glatten Gefäßmuskelzellen, nachgewiesen worden. Durch Fortschritte auf dem Gebiet der Molekularbiologie hat eine zunehmende Identifizierung dieser regulativen Vorgänge auf zellulärer Ebene stattgefunden [13, 25, 26].

Praktische Bedeutung der Gefäßwandhypertrophie

Für die Praxis stellt die Gefäßwandhypertrophie nicht nur einen adaptativen Vorgang als Folge des Hochdrucks dar, sondern Verlauf, Komplikationen und Prognose der Hypertonie werden durch die Entstehung der Mediahypertrophie möglicherweise entscheidend mitgeprägt [10, 14].

So ist diskutiert worden, daß der erhöhte periphere Widerstand, der initial bei Entstehung der Hypertonie durch funktionelle vasokonstriktorische Stimuli bedingt ist, im weiteren Verlauf durch strukturelle Gefäßwandveränderungen aufrechterhalten wird [10]. Die zunehmende Erhöhung des peripheren Widerstands mit weiterem Druckanstieg im Verlauf der Hypertonie sowie die Hyperreagibilität des Gefäßsystems auf vasokonstriktorische Reize ist im Zusammenhang mit einer Hypertrophie der Widerstandsgefäße gesehen worden. Es ist denkbar, daß die Gefäßwandhypertrophie eine überschießende Reaktion auf normale Stimuli darstellt. Die bei Hypertonikern nachgewiesenen, übersteigerten Blutdruckanstiege nach psychischer und körperlicher Belastung könnten beispielsweise als Folge der Hypertrophie mit eingeschränkter dilatatorischer Reserve der Widerstandsgefäße angesehen werden.

Darüber hinaus sind zerebrale und myokardiale Ischämien als Folgen einer strukturell bedingten, eingeschränkten vasodilatatorischen Reserve interpretiert worden [28, 29]. In diesem Zusammenhang sind neuere Untersuchungen von Bedeutung, die zeigen konnten, daß bei Hypertonikern mit angiographisch unauffälligen Koronargefäßen und fehlender linksventrikulärer Hypertrophie eine eingeschränkte Koronarreserve mit entsprechenden Ischämiezeichen unter experimentellen Bedingungen nachweisbar ist [6, 20].

Regression der Gefäßwandhypertrophie

In zahlreichen Untersuchungen ist der unterschiedliche Effekt verschiedener Klassen von Antihypertensiva auf die Regression einer linksventrikulären Herzmuskelhypertrophie nachgewiesen worden [1, 2, 23, 30, 31]. Differentialtherapeutische Effekte auf die Regression einer Gefäßwandhypertrophie sind nur unzureichend und ausschließlich in tierexperimentellen Untersuchungen belegt [7, 16, 18, 27, 32]. Allerdings ist bei verschiedenen tierexperimentellen Hochdruckformen eindeutig gezeigt worden, daß durch eine antihypertensive Therapie sowohl die Entwicklung einer Gefäßwandhypertrophie als auch das Elastin-Kollagen-Verhältnis der Media beeinflußt werden [7, 15, 27]. Vorläufige Untersuchungen an spontan hypertensiven Ratten zeigen, daß ACE-Hemmer, Kalziumantagonisten, direkte Vasodilatatoren und β-Blocker die Struktur mesenterialer Widerstandsgefäße – gemessen am Verhältnis von Mediadicke zu Lumendurchmesser – unterschiedlich beeinflussen [7]. Von Bedeutung ist auch der Hinweis, daß die Fähigkeit eines Antihypertensivums, die Gefäßstrukturen zu normalisieren, keinen Prädiktor für das anhaltende Blutdruckverhalten nach Absetzen der Medikation darstellt [7]. Unterschiedliche pathogenetische Mechanismen bei der experimentellen Hochdruckerzeugung modulieren möglicherweise den Einfluß von ACE-Hemmern auf die Regression struktureller und funktioneller Gefäßveränderungen [15, 18].

Der direkte Nachweis einer Regression durch antihypertensive Behandlung konnte bisher beim Menschen nicht erbracht werden. Einer britischen Arbeitsgruppe ist es an Hypertonikern jetzt erstmals gelungen, mittels Biopsien aus subkutanem Gewebe von Widerstandsgefäßen eine Regression struktureller Veränderungen nach antihypertensiver Therapie nachzuweisen. Eine mittlere medikamentöse Behandlungsdauer von 13 Monaten mit verschiedenen Antihypertensiva hatte zu einem signifikanten Abfall des Verhältnisses zwischen Gefäßmedia und Gefäßlumen geführt, welcher die Folge einer signifikanten Abnahme der Mediadicke war [12]. Eine vollständige Regression der Mediaverdickung wurde jedoch nicht erreicht [12].

Indirekte Hinweise auf die Rückbildung funktioneller und struktureller Gefäßveränderungen beim Menschen nach antihypertensiver Therapie sind kürzlich mit nichtinvasiven Methoden erhoben worden [1, 2]. Es konnte gezeigt werden, daß eine ACE-Hemmung über die Blutdrucksenkung hinaus eine Zunahme des arteriellen Blutflusses, des arteriellen Gefäßdurchmessers (A. brachialis) und der arteriellen Compliance bewirkte [1, 2].

Praktische Bedeutung der Regression einer Mediahypertrophie

Durch eine geeignete antihypertensive Medikation ist nicht nur die Normalisierung kardialer, sondern auch vaskulärer Strukturen möglich [12, 30, 31]. Die zunehmende Verbesserung der Blutdruckkontrolle nach antihypertensiver Therapie ist mit der Regression einer Gefäßwandhypertrophie in Verbindung gebracht worden. Das in der Praxis häufig zu beobachtende Phänomen einer Dosisreduktion und Verlängerung der Dosisintervalle ohne Verlust der Blutdruckkontrolle nach länger anhaltender medikamentöser Blutdrucknormalisierung wird möglicherweise durch eine strukturelle Vasodilatation vermittelt. Die Abnahme der Gefäßreagibilität mit Normalisierung eines überschießenden Belastungsblutdruckanstiegs sowie die länger anhaltende Blutdrucknormalisierung nach vollständigem Absetzen der Antihypertensiva muß in diesem Zusammenhang ebenfalls neu analysiert und bewertet werden. Inwieweit die in letzter Zeit diskutierte J-förmige Beziehung zwischen Blutdrucksenkung und Verlauf des kardiovaskulären Risikos durch eine Blutdrucksenkung ohne ausreichende Regression einer Mediahypertrophie – d. h. Manifestwerden der eingeschränkten vasodilatatorischen Reserve – vermittelt wird, bleibt ungeklärt [8, 9, 14]. Die erneute Diskussion um das Ziel der antihypertensiven Therapie und die Höhe des zu erreichenden Blutdrucks hat unsere gegenwärtigen Therapiestrategien wieder in Frage gestellt [8, 9, 28, 29].

Für die antihypertensive Differentialtherapie kommt der Beeinflussung struktureller Gefäßwandveränderungen in Zukunft möglicherweise eine größere Bedeutung zu.

Zusammenfassung

Das Ziel einer antihypertensiven Therapie ist nicht allein die Blutdrucksenkung, sondern protektive und ggf. reparative Effekte im Bereich des kardiovaskulären Systems sollten durch die Behandlung erreicht werden. In diesem Zusammenhang sind strukturelle Gefäßwandveränderungen wie die Mediahypertrophie von besonderer Bedeutung.

Neben druckabhängigen Mechanismen bei der Entwicklung der Gefäßwandhypertrophie ist eine Reihe druckunabhängiger trophischer Faktoren identifiziert worden. Neben einer Aktivierung des Renin-Angiotensin-Systems sowie des Sympathikotonus sind der proliferative Einfluß eines Hypersinulinismus, von Protoonkogenen, die Beteiligung von zellulären Na^+/H^+-Ionenaustauschvorgängen mit intrazellulärer Alkalisierung und andere Mechanismen bei der Entstehung der Mediahypertrophie diskutiert worden.

Für die Praxis stellt die Gefäßwandhypertrophie nicht nur einen adaptativen Vorgang als Folge des Hochdrucks dar, sondern Verlauf, Komplikationen und Prognose der Hypertonie werden durch die Entstehung der Mediahypertrophie möglicherweise entscheidend mitgeprägt. Die zunehmende Erhöhung des peripheren Widerstandes mit weiterem Druckanstieg im Verlauf der Hypertonie sowie die Hyperreagibilität des Gefäßsystems auf vasokonstriktorische Reize ist im Zusammenhang mit einer Hypertrophie der Widerstandsgefäße gesehen worden. Darüber hinaus sind zerebrale und myokardiale Ischämien als Folge einer strukturell bedingten, eingeschränkten vasodilatatorischen Reserve interpretiert worden.

Durch eine geeignete antihypertensive Medikation ist nicht nur eine Normalisierung kardialer, sondern auch vaskulärer Strukturen möglich. Die zunehmende Verbesserung der Blutdruckkontrolle nach antihypertensiver Therapie und die länger anhaltende Blutdrucknormalisierung nach vollständigem Absetzen der Antihypertensiva ist mit der Regression einer Gefäßwandhypertrophie in Verbindung gebracht worden.

Für die antihypertensive Differentialtherapie kommt der Beeinflussung struktureller Gefäßwandveränderungen in Zukunft möglicherweise eine größere Bedeutung zu.

Literatur

1. Asmar RG, Journo HJ, Lacolley PJ, Santoni JP, Billaud E, Levy BI, Safar ME (1988) Treatment for one year with perindopril: effect on cardiac mass and arterial compliance in essential hypertension. J Hypertension 6 (Suppl 3):33–39
2. Asmar RG, Pannier B, Santoni JP, Laurent S, London GM, Levy BI, Safar ME (1988) Reversion of cardiac hypertrophy and reduced arterial compliance after converting enzyme inhibition in essential hypertension. Circulation 78:941–950
3. Bevan RD (1984) Trophic effects of peripheral adrenergic nerves on vascular structure. Hypertension 6 (Suppl III):III-19
4. Blaes N, Boissel JP (1983) Growth-stimulating effect of catecholamines on rat aortic smooth muscle cells in culture. J Cell Physiol 116:167–172
5. Bolton TB (1979) Mechanism of action of transmitters and other substances on smooth muscle. Physiol Rev 59:606–718
6. Brush JE, Jr, Cannon RO, Schenke WH, Bonow RO, Leon MB, Maron BJ, Epstein SE (1988) Angina due to coronary microvascular disease in hypertensive patients without left ventricular hypertrophy. N Engl J Med 319/20:1302–1307
7. Christensen KL, Lennard TJ, Mulvany MJ (1989) Development of blood pressure in spontaneously hypertensive rats after withdrawal of long-term treatment related to vascular structure. J Hypertension 7:83–90
8. Cruickshank JN, Thurp JM, Zacharias JF (1987) How far to lower blood pressure? Lancet II:695

9. Floras JS (1987) Antihypertensive treatment, myocardial infarction, and nocturnal myocardial ischaemia. Lancet II:994–996
10. Folkow B (1978) Cardiovascular structural adaptation; its role in the initiation and maintenance of primary hypertension. Clin Sci Molec Med 55:3S–22S
11. Frohlich ED, Tarazi RC (1979) Is arterial pressure the sole factor responsible for hypertensive cardiac hypertrophy? Am J Cardiol 44:956
12. Heagerty AM, Bund SJ, Aalkjaer C (1988) Effects of drug treatment on human resistance arteriole morphology in essential hypertension: direct evidence for structural remodelling of resistance vessels. Lancet II:1209–1212
13. Kawahara Y, Sunako M, Tsuda T, Fukuzaki H, Fukumoto Y, Takai Y (1988) Angiotensin II induces expression of the c-fos gene through protein kinase C activation and calcium ion mobilization in cultured vascular smooth muscle cells. Biochem Biophys Res Commun 150:52–59
14. Kolloch R (1989) Hypertonie und Herzkrankheiten. MMW 131:860–863
15. Levy BI, Michel JB, Salzmann JL, Azizi M, Poitevin P, Camilleri JP, Safar ME (1988) Arterial effects of angiotensin converting enzyme inhibition in renovascular and spontaneously hypertensive rats. J Hypertension 6 (Suppl 3):S23–S25
16. Lundin SA, Margareta IL, Hallbäck M (1984) Regression of structural cardiovascular changes by antihypertensive therapy in spontaneously hypertensive rats. J Hypertension 2:11
17. Marx JL (1986) The yin and yang of cell growth control. Science 232:1093
18. Michel JP, Levy BI (1990) Vascular effects of ACE inhibition by Perindopril. Drugs 39 (Suppl I):39 42
19. Mitsuhashi M, Payan DG (1987) The mitogenic effects of vasoactive neuropeptides on cultured smooth muscle cell lines. Life Sci 40:853
20. Opherk D, Mall G, Zebe H, et al. (1984) Reduction of coronary reserve: a mechanism for angina pectoris in patients with arterial hypertension and normal coronary arteries. Circulation 69:1–7
21. Owens GK (1987) Influence of blood pressure on development of aortic medial smooth muscle hypertrophy in spontaneously hypertensive rats. Hypertension 9:178
22. Owens GK, Schwartz SM (1983) Vascular smooth muscle cell hypertrophy and hyperploidy in the Goldblatt hypertensive rat. Circulat Res 53:491–501
23. Pfeffer FM, Pfeffer MA, Mirsky I, Braunwald E (1982) Regression of left ventricular hypertrophy and prevention of left ventricular dysfunction by captopril in the spontaneously hypertensive rat. Proc Natl Acad Sci USA 79:3310
24. Re RN (1984) Cellular biology of the renin-angiotensin systems. Arch Intern Med 144:2037–2041
25. Re RN, Rovigatti U (1988) New approaches to the study of the cellular biology of the cardiovascular system. Circulation 77 (Suppl I):I-14
26. Rovigatti UR, Re RN (1987) The role of proto-oncogenes in the development of sequelae of hypertension. Hypertension 10:358
27. Sano T, Tarazi R (1987) Differential structural responses of small resistance vessels to antihypertensive therapy. Circulation 75:618–626
28. Stewart I (1979) Relation of reduction in pressure to first myocardial infarction in patients receiving treatment for severe hypertension. Lancet I:861 865
29. Strandgaard S (1976) Autoregulation of cerebral blood flow in hypertensive patients: the modifying influence of prolonged antihypertensive treatment on the tolerance to acute drug-induced hypotension. Circulation 53:720–727
30. Strauer BE (1985) Progression und Regression der Herzhypertrophie beim arteriellen Bluthochdruck: Pathophysiologie und Klinik. Z Kardiol 74 (Suppl 7):171–178
31. Tarazi RC, Fouad FM (1984) Reversal of cardiac hypertrophy in humans. Hypertension 6 (Suppl III):III-140
32. Warshaw DM, Root DT, Halpern W (1980) Effects of antihypertensive drug therapy on the morphology and mechanics of resistance arteries from spontaneously hypertensive rats. Blood Vessels 1:257

Kardiales, renales und vaskuläres Protektionspotential der ACE-Hemmer

D. KLAUS

Das *Wirkprofil* der ACE-Hemmer weist entsprechend den Wirkungen von Angiotensin II ein weites Spektrum auf.

Wirkungen von Angiotensin II:

Herz:
- Herzmuskelhypertrophie

Gefäße:
- Vasokonstriktion
- Systemischer Blutdruck ↑
- Mediahypertrophie der Gefäße

Niere:
- Konstriktion Vas efferens > Vas afferens
- Glomerulusdruck ↑
- glomeruläre Permeabilität ↑
- Mesangiumsklerose
- Natriumretention ↑

NS:
- Postsympathische Freisetzung von Noradrenalin ↑
- Durst ↑

Hormone:
- Aldosteron ↑
- ADH ↑

ACE-Hemmer beeinflussen dementsprechend die Funktion von Herz, Gefäßen, Nieren und Nervensystem, senken den Blutdruck und die Sekretion von Aldosteron und ADH. In den Geweben erhöhen sie die lokale Konzentration von Bradykinin, Prostaglandinen und möglicherweise auch ERDF („endothelium derived relaxing factor"). ACE-Hemmer wurden viele Jahre nur auf ihre Wirkung auf den Blutdruck und das Renin-Angiotensin-Aldosteron-System untersucht. Heute gewinnt die Kardio-, Nephro- und Vasoprotektion durch ACE-Hemmer zunehmend an Bedeutung, die wahrscheinlich mehr auf ihren Einfluß auf lokale Renin-Angiotensin-Systeme, Bradykinin und Prostaglandine in den Geweben also auf ihre systemischen Wirkungen zurückzuführen ist.

Kardioprotektion der ACE-Hemmer

Eine Kardioprotektion von ACE-Hemmern wurde bei akuter und chronischer Myokardischämie, bei chronischer Herzinsuffizienz und für die Regression der hypertensiven Linksherzhypertrophie nachgewiesen. Experimentell läßt sich bei *akuter Myokardischämie* durch Koronarverschluß zeigen, daß durch ACE-Hemmer Arrhythmien und die Infarktgröße vermindert werden. Der Koronarfluß nimmt zu, die Überlebenszeit wird verlängert [1]. Ein Teil dieser Wirkungen ist auf die durch ACE-Hemmer bedingte Erhöhung der Bradykininkonzentration in den Geweben zurückzuführen [33]. Beim Menschen konnten Pfeffer et al. [2] bei 30 Patienten mit akutem Vorderwandinfarkt zeigen, daß unter ACE-Hemmerbehandlung (Captopril) die in einem Jahr erfolgende Zunahme des enddiastolischen Volumens des linken Ventrikels geringer ist als in der Placebogruppe. Bei den mit Captopril behandelten Patienten sank gegenüber den Kontrollen auch der enddiastolische Druck im linken Ventrikel, der Pulmonalkapillardruck und der Mitteldruck in der Pulmonalarterie signifikant ab.

Bei *chronischer Myokardischämie* mit stabiler Angina pectoris wurde unter ACE-Hemmertherapie die Belastungstoleranz gesteigert und eine Abnahme von Arrhythmien beobachtet [3]. Besonders deutlich wird die kardioprotektive Wirkung von ACE-Hemmern bei *chronischer Herzinsuffizienz*. Betrachtet man die Pathophysiologie der Herzinsuffizienz unter dem Gesichtspunkt einer initial erhöhten Wandspannung des linken Ventrikels, so führt diese zur Abnahme des Herzzeitvolumens und der Koronardurchblutung. Die Ventrikelgröße nimmt zu und der Herzmuskel hypertrophiert. ACE-Hemmer kehren diesen Circulus vitiosus um. Über eine Zunahme des Herzzeitvolumens und der Koronardurchblutung, eine Abnahme der Wanddicken der Herzmuskulatur und eine Verringerung der Ventrikeldilatation führen ACE-Hemmer zu einer Verminderung der Wandspannung des linken Ventrikels (Abb. 1). Die Ergebnisse der Konsensus-Studie bei 126 Patienten mit fortgeschrittener Herzinsuffizienz des NYHA-Stadiums IV, die bis zu 12 Monate mit Enalapril (2,5–40 mg/Tag) behandelt wurden, sind beeindruckend [4]. Die Mortalität nahm in der mit Enalapril behandelten Gruppe gegenüber der Placebogruppe nach 12 Monaten um 31% ab. Die Verbesserung der Hämodynamik mit Steigerung des Herzzeitvolumens ist durch eine Abnahme der Nachlast bedingt.

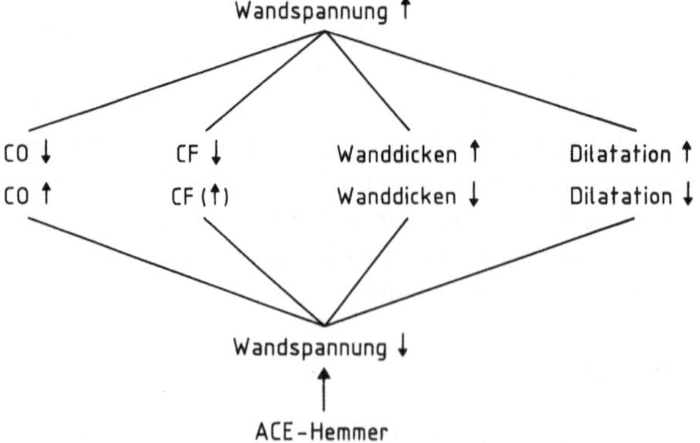

Abb. 1. Pathophysiologie der Herzinsuffizienz (*CO* = cardiac output, *CF* = Koronarfluß)

Die Nachlastsenkung wird aber nicht nur durch eine Arteriolendilatation durch den ACE-Hemmer, sondern auch durch die Dämpfung aller vasopressorischen Systeme mit Abnahme der Katecholaminfreisetzung und der ADH-Sekretion vermittelt. Zusätzlich führen ACE-Hemmer bei der chronischen Herzinsuffizienz zu folgenden Wirkungen [4, 26]:

- Verbesserung der Hämodynamik (CO ↑, TPW ↓)
- Zunahme der Koronardurchblutung (↑)
- vasopressorische Systeme ↓
- Verbesserung der Hyponatriämie
- maligne Rhythmusstörungen ↓

Eine Abnahme der *ventrikulären Extrasystolie* wurde auch von Webster et al. [5] bei 20 Patienten mit Herzinsuffizienz des NYHA-Stadiums II–III, die 12 Wochen lang Enalapril erhielten, im Vergleich zu einer Kontrollgruppe beobachtet. Die Besserung der komplexen Rhythmusstörungen unter ACE-Hemmern dürfte hämodynamisch oder durch Gewebseffekte (Bradykininakkumulation) bedingt sein. Auch der leichte Kaliumanstieg unter ACE-Hemmer könnte bedeutsam sein. Als Antiarrhythmika können ACE-Hemmer jedoch nicht bezeichnet werden.

Schon 1983 berichteten Kramer et al. [27] über eine Besserung der Symptome einer Herzinsuffizienz unter Captopril. Diese Beobachtungen wurden durch weitere Untersuchungen bestätigt, in denen auf die Besserung der Belastungstoleranz und der NYHA-Klasse unter ACE-Hemmertherapie berichtet wurde. Es fiel allerdings auf, daß das Glomerulusfiltrat bei ACE-Behandlung der fortgeschrittenen Herzinsuffizienz um etwa 15% – bei gleichzeitiger Zunahme der Nierendurchblutung – abnahm [26].

Die Regression einer *hypertensiven Linksherzhypertrophie* durch ACE-Hemmer ist in vielen Studien gut belegt und wurde kürzlich auch für Perindopril nachgewiesen. Schon nach 3 Monaten Perindopriltherapie war bei 16 Patienten mit essentieller Hypertonie eine Abnahme der linksventrikulären Muskelmasse um 28% nachweisbar [6]. Die Rückbildung einer Linksherzhypertrophie unter ACE-Hemmern erfolgte schneller als unter β-Blockern ([7]; s. Abb. 2). Eine Regression der hypertensiven Linksherzhypertrophie ist für die Langzeitprognose des Hochdrucks deshalb so wichtig, weil die (elektrokardiographisch nachgewiesene) Linksherzhypertrophie einen unabhängigen kardiovaskulären Risikofaktor darstellt, der das koronare Risiko um das 6- bis 8fache erhöht [8]. Für die Rückbildung einer Linksherzhypertrophie ist wahrscheinlich die Senkung des systolischen Mitteldrucks am Tage wichtiger als die des Gelegenheitsblutdrucks. Die Erhaltung der zirkadianen Rhythmik der Blutdruckwerte ist bei Gabe von ACE-Hemmern gewährleistet [9]. Safar [29] weist darauf hin, daß die relativ rasche Rückbildung der Linksherzhypertrophie durch ACE-Hemmer auch partiell dadurch bedingt sein kann, daß diese Substanzen den systolischen Blutdruck stärker als den diastolischen

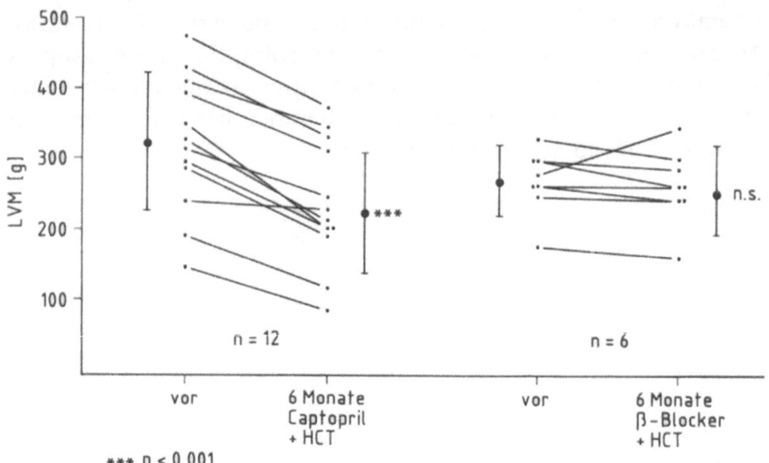

Abb. 2. Linksventrikuläre Muskelmasse (*LVM*) vor und nach 6monatiger Therapie mit Captopril und Hydrochlorothiazid (*HCT*) bei 12 Patienten mit essentieller Hypertonie im Vergleich zu 6monatiger Therapie mit dem β-Blocker Metoprolol und HCT bei 6 Patienten mit essentieller Hypertonie. (Aus Klaus [7])

Blutdruck senken. Die Blutdruckamplitude wird unter ACE-Hemmergabe kleiner. Dies hat eine Abnahme der endsystolischen Wandspannung des linken Ventrikels zur Folge, die für die Regression der Hypertrophie bedeutsam ist.

Nephroprotektive Wirkung von ACE-Hemmern

Für die Entwicklung einer *Glomerulosklerose* spielen eine ganze Reihe von Faktoren eine Rolle, von denen die glomeruläre Hypertonie, die glomeruläre Hyperfiltration und die Proliferation von Mesangiumzellen zu nennen sind [10]. Dazu kommen systemische Faktoren wie Hypertonie, Veränderungen im Lipidmuster, erhöhte Thrombozytenaggregation und hohe Eiweißzufuhr.

Glomeruläre Schädigung und Progression der Niereninsuffizienz durch:

- Hyperfiltration (Diabetes, hohe Eiweißzufuhr),
- glomeruläre Hypertonie,
- Proteinurie,
- Mesangiumproliferation,
- systemische Hypertonie,
- Thrombozytenaggregation,
- Hyperlipidämie.

Angiotensin II steigert den intraglomerulären Druck, da es zu einer stärkeren Konstriktion des Vas efferens als des Vas afferens führt. Angiotensin II erhöht weiterhin direkt die glomeruläre Permeabilität, insbesondere die von Albumin. Ebenso wie die glomeruläre und die systemische Hypertonie stellt auch die Proteinurie selbst einen Faktor für die Progression einer Niereninsuffizienz dar. Die Wirkung von ACE-Hemmern auf die Niere besteht in einer Abnahme des Glomerulusdrucks durch Dilatation insbesondere des Vas efferens, einer lokalen Erhöhung von Bradykinin, Prostaglandinen und ERDF sowie einer Hemmung der Mesangiumproliferation. Diese und andere Mechanismen führen zu einer Abnahme der Proteinurie, der Glomerulosklerose und der Progression der Niereninsuffizienz.

Nephroprotektion durch ACE-Hemmer:

- Intraglomerulärer Druck ↓ (Dilatation Vas efferens > Vas afferens)
- Proteinurie ↓ (glomeruläre Permeabilität ↓ Hemmung von Shunt-pathways)
- Glomerulosklerose ↓ (Hemmung der Mesangiumproliferation)
- Progression der Niereninsuffizienz (↓) (diabetische Nephropathie)

Bei subtotal ($^5/_6$) nephrektomierten Ratten wurde schon 1985 von Anderson et al. [11] gezeigt, daß eine Beseitigung der systemischen Hypertonie durch Enalapril die Proteinausscheidung gegenüber Kontrollen deutlich vermindert. Taguma et al. [12] beobachteten ebenfalls 1985, daß Captopril (37,5 mg/Tag) bei 10 normotensiven Diabetikern mit *diabetischer Nephropathie* und *Niereninsuffizienz* schon nach 2 Wochen zu einer teilweise deutlichen Abnahme der Proteinausscheidung, im Mittel von 10 auf 6 g/Tag, führt. Das Serumkreatinin blieb bei diesen Patienten mit diabetischer Nephropathie innerhalb der 8wöchigen Beobachtungsphase gleich (4,7 vs. 5,0 mg/dl). Durch Enalapril (20 mg/Tag) war bei normotensiven insulinpflichtigen Diabetikern mit beginnender *diabetischer Nephropathie* und *Mikroalbuminurie* eine Abnahme der Albuminausscheidung innerhalb von 6–12 Monaten zu beobachten, während sie bei unbehandelten Diabetikern zunahm [30]. Über ähnliche Ergebnisse berichteten Parving et al. [32] bei 15 normotensiven insulinpflichtigen Patienten mit beginnender diabetischer Nephropathie unter Captopril, das in Dosen von 25–100 mg/Tag bis zu 12 Monaten verabfolgt wurde (Abb. 3). Eine Mikroalbuminurie stellt beim Diabetiker das Frühzeichen einer diabetischen Nephropathie dar und geht der Entwicklung der renalen Hypertonie und einer Einschränkung der Nierenfunktion voraus. Ihre Rückbildung sollte so frühzeitig wie möglich angestrebt werden. Nach den genannten Untersuchungen ist eine Behandlung mit ACE-Hemmern auch beim normotensiven jugendlichen Diabetiker mit Insulinmangel zur Rückbildung einer Mikroalbuminurie angezeigt. Hierfür ist eine deutliche Senkung der Blutdruckwerte unter die obere Normgrenze von 140/90 mm Hg auf Werte um 120/80 mm Hg anzustreben.

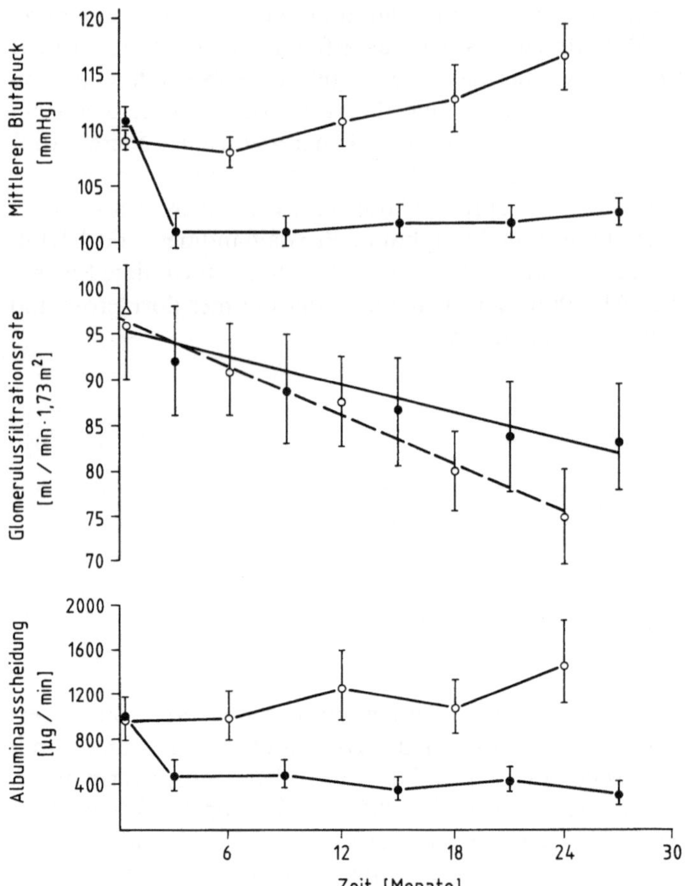

Abb. 3. Verlauf von mittlerem Blutdruck, Glomerulusfiltrationsrate und Albuminausscheidung bei Patienten mit Hypertonie und insulinabhängigem Diabetes, die entweder mit Captopril (50–100 mg/Tag) und einem Diuretikum behandelt wurden ($n = 18$, ●———●) oder unbehandelt blieben ($n = 13$, ○———○). (Aus Parving et al. [13])

Kalziumantagonisten (Nifedipin) führen beim normotonen insulinpflichtigen Diabetiker dagegen innerhalb von 6 Wochen zu einer Zunahme der Albuminausscheidung ([14]; s. Abb. 4).

Die *Progression der Niereninsuffizienz* kann bei experimentellen Nierenschäden und auch beim Erwachsenendiabetes mit Hochdruck durch gute Blutdruckeinstellung sowohl mit ACE-Hemmern [13] als auch mit einer Kombinationstherapie aus anderen Antihypertensiva (Metoprolol, Thiazide und Hydralazin) verlangsamt werden [16]. Bei 18 insulinpflichtigen hypertonen Patienten mit Diabetes Typ II mit Nierenbeteiligung, die über 2½ Jahre mit Captopril und Furosemid oder Bendrofluazid behandelt wurden, nahm das Glomerulusfiltrat nur um 5,8 ml/Jahr ab, während die Reduktion in einer mit

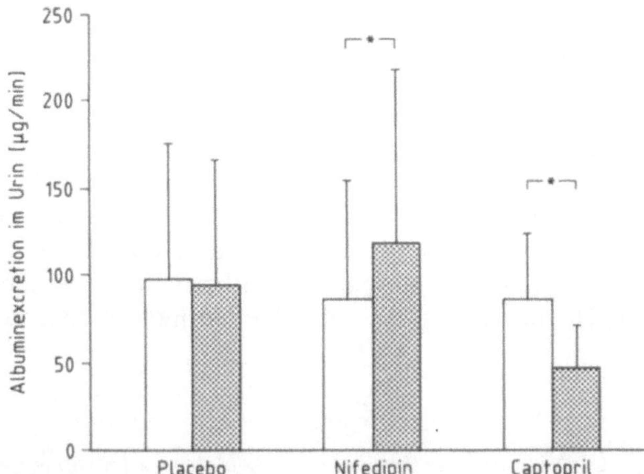

Abb. 4. Verhalten der Albuminausscheidung bei 22 normotensiven Patienten mit insulinabhängigem Diabetes mellitus Typ II unter 6wöchiger Therapie mit Placebo ($n=7$), $2 \cdot 20$ mg Nifedipin ($n=7$) oder $2 \cdot 25$ mg Captopril ($n=8$) vor (*leere Säulen*) und nach Therapie (*ausgefüllte Säulen*). (Aus Mimram et al. [14])

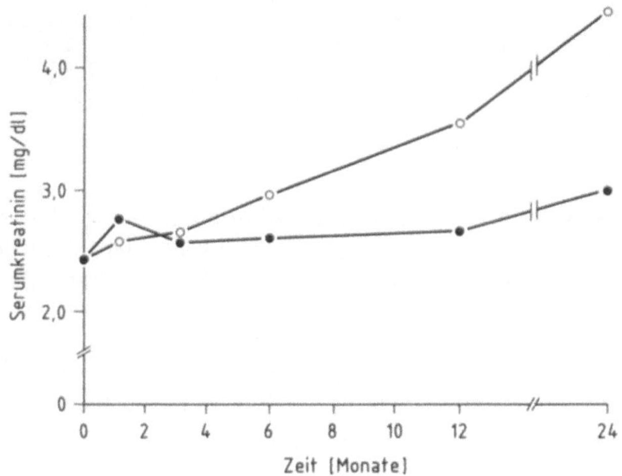

Abb. 5. Verhalten der Serumkreatininkonzentration unter antihypertensiver Therapie mit (● ● ●) und ohne ACE-Hemmer (o o). (Aus Reisch et al. [17])

Placebo behandelten Vergleichsgruppe dagegen 10 ml/Jahr betrug [13]. Bei einem Vergleich zwischen Enalapril und Metoprolol bei 40 erwachsenen Diabetikern mit Hochdruck und diabetischer Nephropathie und leichter Niereninsuffizienz (Serumkreatinin um 1,8 mg/dl) nahm bei gleichguter Blutdrucksenkung die Proteinurie unter 8wöchiger Therapie mit Enalapril um 50% ab und blieb unter Metoprolol gleich. Das Serumkreatinin stieg unter Enalapril leicht um 5% an, während es sich unter Metoprolol nicht veränderte. Die

Beeinflussung von Proteinurie und Nierenfunktion könnte demnach unterschiedlich sein und bedarf weiterer Langzeituntersuchungen.

Bei leichter und mittelschwerer Niereninsuffizienz mit Serumkreatininwerten bis 3–4 mg/dl steigt das Serumkreatinin unter ACE-Hemmertherapie nur flüchtig an und bleibt dann im Vergleich zu mit anderen Antihypertensiva behandelten Patienten mit renaler Hypertonie längere Zeit konstant ([17]; s. Abb. 5). Eine Verschlechterung der Nierenfunktion durch ACE-Hemmer infolge der Senkung des Glomerulusdrucks und der glomerulären Filtrationsrate ist jedoch möglich [25], auch wenn die bei Niereninsuffizienz erforderliche Dosisreduktion von ACE-Hemmern auf 25–50% der Normdosis beachtet wird [18].

Eine Verschlechterung der Nierenfunktion durch ACE-Hemmer ist möglich bei [25]:

- streng natriumarmer Kost,
- hochdosierter Gabe von Schleifendiuretika,
- kaliumsparenden Diuretika,
- Indometazingabe (Hemmung von Prostaglandinen),
- doppelseitiger Nierenarterienstenose,
- fortgeschrittener Niereninsuffizienz,
- Exsikkose,
- älteren Menschen.

Eine z. T. rasche Verschlechterung der Nierenfunktion kann besonders bei Patienten mit schwerer Herzinsuffizienz und eingeschränkter Nierenfunktion erfolgen, bei denen eine hochdosierte Diuretikavorbehandlung erfolgte. Sie ist im allgemeinen, jedoch nicht in allen Fällen [25], nach Absetzen der ACE-Hemmergabe rasch reversibel. Diese Beobachtungen machen es erforderlich, beim Einsatz von ACE-Hemmern bei Niereninsuffizienz eine engmaschige Kontrolle von Serumkreatinin, Serumkalium und Proteinausscheidung im Urin durchzuführen. Bei eingeschränkter Nierenfunktion werden unter ACE-Hemmern nicht nur Anstiege des Serumkreatinins, sondern auch gelegentlich rasche Anstiege des Serumkaliums in gefährliche Bereiche beobachtet. Eine Zunahme der Proteinausscheidung kann erfolgen, da ACE-Hemmer bei 0,2–0,6% aller behandelten Patienten eine Proteinurie auslösen können, die z. T. wieder spontan verschwindet [34]. Die Induktion einer (peri)membranösen Glomerulonephritis ist umstritten [15].

Vasoprotektion durch ACE-Hemmer

An den Gefäßen können beim Hochdruck die folgenden Veränderungen beobachtet werden: eine Zunahme der Mediadicke und Abnahme des Elastin-Kollagen-Quotienten im Bereich der Widerstandsgefäße, eine Abnahme der Compliance im Bereich der Leitungsarterien und eine Verringerung der Barorezeptorensensitivität. Die Zunahme der Mediadicke bei Hypertonie ist möglicherweise partiell auf eine lokal vermehrte Bildung von Angiotensin II in den Gefäßwänden zurückzuführen [28]. Angiotensin II stimuliert die Proteinsynthese und führt zu einem vermehrten Wachstum von glatten Gefäßmuskelzellen [19]. Die vaskulären Effekte der ACE-Hemmer bestehen in einer Vasodilation, die an den Arteriolen stärker ist als an den Venolen. Weiterhin wurde eine Abnahme der Mediahypertrophie und eine Zunahme des Elastin-Kollagen-Quotienten wie auch der Compliance nachgewiesen. Die *Barorezeptorenempfindlichkeit* steigt ebenfalls an.

Vaskuläre Effekte der ACE-Hemmer:

- Vasodilatation: Arteriolen > Venolen,
- Mediahypertrophie ↓,
- Elastin/Kollagen ↑,
- Compliance ↑,
- Barorezeptorensensitivität ↑.

Levy et al. [20] konnten bei Ratten mit Goldblatt-Hochdruck und mit spontan-genetischer Hypertonie zeigen, daß die Mediadicke unter Perindopril während einer Behandlung von 5–12 Wochen um 30% abnahm. Die Zunahme des Elastin-Kollagen-Quotienten war allerdings nur bei den spontan-genetischen Hochdruckarten nachweisbar, nicht bei Ratten mit Goldblatt-Hypertonie. Umgekehrt nahm die Compliance der Gefäße nur bei Goldblatt-Hypertonie um 50% zu, bei spontan-genetischer Hypertonie blieb sie unbeeinflußt [20]. Die Reduzierung der Mediahypertrophie durch Perindopril ist dosisabhängig [21]. Auch beim Menschen kommt es unter einer antihypertensiven Kombinationstherapie im Bereich der Widerstandsgefäße der Haut zu einer Abnahme der Mediadicke und zu einer Zunahme des Lumendurchmessers, wie von Heagerty et al. [22] an Hautbiopsien gezeigt werden konnte. Die Arbeitsgruppe um Safar [23] prüft seit vielen Jahren intensiv die Beeinflussung von Funktionsgrößen der Widerstands- und Leitungsgefäße durch verschiedene Antihypertensiva. Unter dem ACE-Hemmer Perindopril nimmt schon nach 3monatiger Behandlung der periphere Widerstand um 31% ab und die *Compliance der Arterien* um 50% zu. Es kommt zu einer signifikanten Steigerung des Durchmessers der Brachialarterien um 6%. Die Pulswellengeschwindigkeit sinkt durch Anstieg der Compliance ab ([6, 23]; s. Abb. 6). Die Zunahme der arteriellen Compliance im Bereich der großen Gefäße führt zu einer stärkeren Abnahme des systolischen Blutdrucks, wie sie auch klinisch unter der Gabe von ACE-Hemmern bei Hochdruckkranken beobachtet werden konnte.

Zusammenfassend ist festzustellen, daß die nachgewiesene kardio-, nephro- und vasoprotektive Wirkung von ACE-Hemmern gut belegt ist und ganz

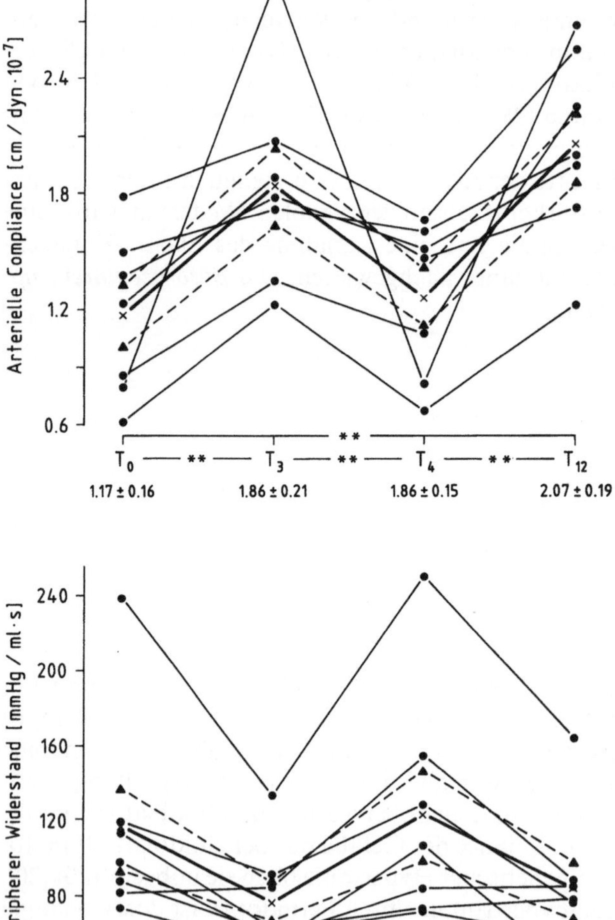

Abb. 6. Arterielle Compliance und peripherer Widerstand (A. brachialis) bei 16 Patienten mit primärer Hypertonie unter Perindopril (2–8 mg/Tag). T_0 Ausgangswerte, T_3 nach 3monatiger Behandlung, T_4 nach 1monatiger Placebophase, T_{12} nach 12monatiger Behandlung. (Aus Asmar et al. [6])

neue Aspekte für die Therapie eröffnet. Für die langfristige Verbesserung von kardiovaskulären Erkrankungen und damit auch für ihre kardio-, nephro- und vasoprotektiven Effekte dürften auch die Einflüsse der ACE-Hemmer auf die Glukosetoleranz (Zunahme der Insulinsensibilität) sowie die fehlenden Veränderungen auf Blutzucker und Harnsäure bedeutsam sein. Nach neueren Untersuchungen scheinen ACE-Hemmer zusätzlich eine günstige antiatherogene

Wirkung auszuüben [31]. Das breite Wirkungsspektrum und das zunehmend erweiterte Indikationsgebiet für ACE-Hemmer darf jedoch nicht dazu verleiten, die Substanzen bei schweren Krankheitsbildern unkontrolliert einzusetzen. Insbesondere ist bei schwerer Herzinsuffizienz und bei fortgeschrittener Niereninsuffizienz eine engmaschige Kontrolle der Nierenfunktion (Kreatinin, Proteinurie) und des Serumkaliums notwendig.

Zusammenfassung

Das Wirkprofil der ACE-Hemmer weist ein weites Spektrum auf. ACE-Hemmer beeinflussen Herz, Gefäße, Blutdruck, Niere, Nervensystem und die Sekretion verschiedener Hormone. ACE-Hemmer wurden viele Jahre nur auf ihre Wirkung auf den Blutdruck und das Renin-Angiotensin-Aldosteron-System untersucht. Heute gewinnt die Kardio-, Nephro- und Vasoprotektion durch ACE-Hemmer zunehmend an Bedeutung, die auf ihren Einfluß auf lokale Renin-Angiotensin-Systeme in den Geweben zurückzuführen ist.

Eine *Kardioprotektion* von ACE-Hemmern wurde bei Herzinsuffizienz, Myokardischämien und der Linksherzhypertrophieregression nachgewiesen. Bei *schwerer Herzinsuffizienz* kommt es unter der Gabe von ACE-Hemmern zu einer deutlichen Herabsetzung der Mortalität und einer Zunahme der Belastungstoleranz. ACE-Hemmer wirken kardioprotektiv durch Verbesserung der Hämodynamik (Senkung der Nachlast), Steigerung des Herzzeitvolumens, Zunahme der Koronardurchblutung, eine Hemmung überschießender vasopressorischer Systeme und Abnahme von malignen Rhythmusstörungen. Bei Patienten mit chronischer Myokardischämie (stabile Angina pectoris) wurde nach Gabe von ACE-Hemmern eine Zunahme der Belastungstoleranz und bei Patienten mit großen Herzinfarkten die Verhinderung einer linksventrikulären Dilatation und Dysfunktion gezeigt. Die Regression einer *hypertensiven Linksherzhypertrophie* durch ACE-Hemmer ist in vielen Studien gut belegt.

Eine *nephroprotektive Wirkung* von ACE-Hemmern leitet sich aus dem Befund ab, daß Angiotensin II den intraglomerulären Druck und die glomeruläre Permeabilität für Eiweiß erhöht und zu einer Mesangiumproliferation führt. ACE-Hemmer senken den intraglomerulären Druck, indem sie zu einer stärkeren Widerstandsabnahme im Vas efferens im Vergleich zum Vas afferens führen. ACE-Hemmer vermindern auch die Proliferation im Mesangium und führen zu einer Abnahme der Proteinurie. Für diese Effekte spielen nicht nur die Abnahme der Angiotensin-II-Konzentration in den Geweben, sondern auch eine Erhöhung von Bradykinin und Prostaglandinen, möglicherweise auch eine Stimulierung von ERDF, eine Rolle. Eine Abnahme der Proteinurie unter ACE-Hemmern wurde experimentell bei subtotal nephrektomierten Ratten, später auch bei hypertensiven und sogar bei normotensiven Diabetikern gezeigt. Die rechtzeitige Rückbildung einer Mikroalbuminurie, die ein Frühzeichen der diabetischen Nephropathie darstellt, mit ACE-Hemmern ist nach diesen Untersuchungen frühzeitig einzuleiten. Bei leichter und mittelgradiger Niereninsuffizienz steigt das Serumkreatinin unter ACE-Hemmern

i. allg. nur vorübergehend leicht an, die Progression einer Niereninsuffizienz wird bei diabetischer Nephropathie, aber auch bei anderen Nierenerkrankungen, verlangsamt. Eine rasche, meist reversible Verschlechterung der Nierenfunktion durch ACE-Hemmer ist jedoch bei fortgeschrittener Niereninsuffizienz möglich und wird insbesondere bei Natriummangel, hochdosierter Gabe von Schleifendiuretika, gleichzeitiger Gabe von kaliumsparenden Diuretika oder Indometazin, bei älteren Menschen, bei Exsikkose und doppelseitiger Nierenarterienstenose beobachtet. Der Einsatz von ACE-Hemmern bei Niereninsuffizienz macht deshalb eine engmaschige Kontrolle von Serumkreatinin, Serumkalium und Proteinausscheidung im Urin notwendig.

Die vaskulären Folgen eines Hochdrucks bestehen in einer Zunahme der Mediadicke in den Arteriolen, einer Abnahme des Elastin-Kollagen-Quotienten, einer Verminderung der Compliance der Leitungsgefäße sowie einer Abnahme der Barorezeptorenempfindlichkeit. Angiotensin II stimuliert das Wachstum von glatten Gefäßmuskelzellen. ACE-Hemmer führen zu einer Vasodilation, von der die Arteriolen stärker betroffen sind als die Venolen, einer Abnahme der Mediahypertrophie und einer Zunahme der Compliance und der Barorezeptorenempfindlichkeit. Die Regression dieser Veränderungen im Bereich der Arteriolen ist als *Vasoprotektion* einzustufen und stellt einen wichtigen Beitrag zur ursächlichen Behandlung des Hochdrucks dar.

Literatur

1. Pfeffer JM, Pfeffer MA, Braunwald E (1985) Influence of chronic captopril therapy on the infarcted left ventricle of the rat. Circul Res 57:84–95
2. Pfeffer MA, Lamas GA, Vaughu DE, Parisi AE, Braunwald E (1988) Effect of captopril on progressive ventricular dilatation after anterior myocardial infarction. N Engl J Med 319:80–86
3. Portaluppi F, Padula A, Alfiero R, Rizzo A (1985) Ergometric evaluation of the effects of captopril in hypertensive patients with stable angina. J Hypertension 3 (Suppl II):147–148
4. The Consensus Trial Study Group (1987) Effects of enalapril on mortality in severe congestive heart failure. N Engl J Med 316:1429–1435
5. Webster MWI, Fitzpatrick MA, Nickolls G, Ikram H, Wells JE (1985) Effect of enalapril on ventricular arrhythmias in congestive heart failure. Am J Cardiol 56:566–569
6. Asmar RG, Journo HJ, Lacolley PJ, Levy BI, Safar ME (1988) Treatment for one year with perindopril: effect on cardiac mass and arterial compliance in essential hypertension. J Hypertension 6 (Suppl 3):S33–S39
7. Klaus D (1985) Regression der Linksherzhypertrophie beim arteriellen Blutdruck: Grundlagen, experimentelle und klinische Befunde. Z Kardiol 75 (Suppl 7):153–169
8. Kannel WB, Gordon T, Castelli WP, Margolis JR (1970) ECG-left ventricular hypertrophy and risk of CHD. The Framingham Study. Am Int Med 72:813
9. Santoni JP, Asmar RG, Bizot-Espiarch JG, Safar M (1989) Enregistrement ambulatoire de la pression artérielle lors d'un traitement par le perindopril. Arch Mal Cœur 82/1:51–56
10. Diamond JR, Karnovsky MJ (1988) Focal and segmental glomerulosclerosis: analogies to atherosclerosis. Kidney Int 33:917–924
11. Anderson S, Meyer TW, Rennke HG, Brenner BM (1985) Control of glomerular hypertension limits glomerular injury in rats with reduced renal mass. J Clin Invest 76:612–619

12. Taguma Y, Kitamoto Y, Futaki G, Ueda H, Takahashi H, Sasaki Y (1985) Effect of captopril on heavy proteinuria in azotemic diabetics. N Engl J Med 313:1617–1620
13. Parving H-H, Hommel E, Schmidt UM (1988) Protection of kidney function and decrease in albuminuria by captopril in insulin dependent diabetics with nephropathy. Br Med J 297:1086–1091
14. Mimram A, Insua A, Ribstein J, Monnier L, Bringer J, Mirouze J (1988) Contrasting effects of captopril and nifedipine in normotensive patients with incipient diabetic nephropathy. J Hypertension 6:619–923
15. Textor SC, Gephardt GN, Bravo EW, Tarazi RC, Fouad FM, McMahon JT (1983) Membranous glomerulopathy associated with captopril therapy. Am J Med 74:705–712
16. Parving H-M, Anderson AR, Smidt UM, Svendsen PA (1983) Early aggressive antihypertensive treatment reduces rate of decline in kidney function in diabetic nephropathy. Lancet I:1175–1179
17. Reisch C, Mann J, Ritz E (1987) Konversionsenzymhemmer in der antihypertensiven Behandlung niereninsuffizienter Patienten. Dtsch Med Wochenschr 112:1249–1252
18. Klaus D (1988) Der Stellenwert von Konversionsenzymhemmern in der Hypertoniebehandlung. Z Kardiol 77 (Suppl 3):73–88
19. Berk BC, Vekshtein V, Gordon MH, Tsuda T (1989) Angiotensin II-stimulated protein synthesis in cultured vascular smooth muscle cells. Hypertension 13:305–314
20. Levy BI, Michel J-B, Salzmann JL, Camilleri JP, Safar ME (1988) Arterial effects of angiotensin converting enzyme inhibition in renovascular and spontaneously hypertensive rats. J Hypertension 6 (Suppl 3):S23–S25
21. Christensen HRL, Nielsen H, Christensen KL, Jespersen LT, Mulvany MJ (1988) Long-term hypotensive effects of an angiotensin converting enzyme inhibitor in spontaneously hypertensive rats: is there a role for vascular structure? J Hypertension 1988 6 (Suppl 3):S27–S31
22. Heagerty AM, Bund SJ, Alkjaer C (1988) Effects of drug treatment on human resistance arteriole morphology: direct evidence for structural remodelling of resistance vessels. Lancet II:1209–1212
23. Santoni J-P, Asmar R, Safar ME (1989) Angiotensin converting enzyme inhibition, pulse wave velocity and ambulatory blood pressure measurements in essential hypertension. Clin Exp (Theory and Practice) A 11 (Suppl 2):535–544
24. Hostetter TM, Renke MG, Brenner GM (1982) The case for intrarenal hypertension in the initation and progression of diabetic and other glomerulopathies. Am J Med 72:375–380
25. Speirs CJ, Mollery CT, Inman WHW, Rawson NSB, Wilton LV (1988) Postmarketing surveillance of enalapril, II: Investigation of the potential role of enalapril in deaths with renal failure. Br Med J 297:830–832
26. Cleland JGF, Dargie HJ, Ball SG, Gillen G, Ford I, Robertson JIS (1985) Effects of enalapril in heart failure: a double blind study of effects on exercise performance, renal function, hormones and metabolic state. Br Heart J 54:305–312
27. Kramer BL, Massie BM, Topic N (1983) Controlled trial of captopril in chronic heart failure: a rest and exercise hemodynamic study. Circulation 67:807–816
28. Dzau VJ (1989) Multiple pathways of angiotensin production in the blood vessel wall: evidence, possibilities, and hypotheses. J Hypertension 7:933–936
29. Safar ME (1989) Pulse pressure in essential hypertension: clinical and therapeutical implications. J Hypertension 7:769–776
30. Marre M, Chatellier G, Leblanc H, Menard J, Pussa P (1988) Prevention of diabetic nephropathy with enalapril in normotensive diabetics with microalbuminuria. Br Med J 297:1092–1095
31. Chobanian AV, Haudenschild CC, Nickerson C, Drago R (1990) Antiatherogenic effect of captopril in the Watanale heritable hyperlipidemic rat. Hypertension 15:327–331
32. Parving M-H, Hommel E, Nielsen MD, Giese J (1989) Effect of captopril on blood pressure and kidney function in normotensive insulin dependent diabetics with nephropathy. Br Med J 289:533–536

33. Schölkens BA, Becker RMA, Linz W (1988) Pharmakologische Beeinflussung des Konversionsenzyms – lokale und systemische Effekte an Herz und Gefäßen. Z Kardiol 77 (Suppl 3):13–21
34. Schilling H, Scheler F (1988) ACE-Hemmung, Nebenwirkungen und Risiken. Z Kardiol 77 (Suppl 3):47–54
35. Björk S, Mulec H, Johnson SH, Nyberg G, Aurell M (1990) Contrasting effects of enalapril and metoprolol on proteinuria in diabetic nephropathy. Br Med J 300:904–907

Zirkadianes Blutdruckprofil. Neue Aspekte in der Therapiekontrolle der arteriellen Hypertonie mit ACE-Inhibitoren?

W. Meyer-Sabellek, K.-L. Schulte, K. Liederwald und R. Gotzen

Kommerziell verfügbare validierte tragbare Monitore ermöglichen, den systolischen und diastolischen Blutdruck sowie die Herzfrequenz unter Alltagsbedingungen (z. B. am Arbeitsplatz, in der Praxis, während des Schlafs) weitestgehend zuverlässig zu registrieren [1, 2]. Das ambulante Blutdruckmonitoring (ABPM) zur Diagnose der „Weißkittelhypertonie" [3, 4], zur Ermittlung des Schweregrades bei arteriellem Bluthochdruck und zur Beurteilung der Wirksamkeit blutdrucksenkender Medikationen [5–7] kann über die punktuelle Aussage der Gelegenheitsblutdruckmessung das individuelle biphasische diurnale Blutdruckprofil erfassen. Eine besondere Bedeutung kann der ABPM bei der Beurteilung von Antihypertensiva mit unterschiedlichen Plasmahalbwertszeiten mit zukommen. Die vorliegende Arbeit gibt einen Überblick über den blutdrucksenkenden Effekt peroraler ACE-Hemmer auf das zirkadiane Blutdrucktagesprofil.

Methodik des ABPM

Das indirekte, nichtinvasive, vollautomatische, oszillometrische und auskultatorische 24-h-ABPM wurde – im Gegensatz zur direkten, intraarteriellen Meßmethode – bereits mit Erfolg zur Untersuchung neuer Antihypertensiva in der Monotherapie sowie in der Kombinationsbehandlung mit verschiedenen ACE-Hemmern eingesetzt (Tabelle 1). Trotz gewisser Nachteile bei der nichtinvasiven Meßmethode hat man im Rahmen nationaler [8] und internationaler [9] Konferenzen Normalwerte und Richtlinien für die Indikation und Therapiebeurteilung festgelegt.

Blutdruckvariabilität und diurnales biphasisches Blutdrucktagesprofil

Der Blutdruck unterliegt einer „Short-term"- (z. B. Schlag-zu-Schlag) und einer „Long-term"-Variabilität. Diese ultradianen (< 20 h), zirkadianen (ca. 24 h) und infradianen (> 28 h) Rhythmen sind Gegenstand vieler Diskussionen [2, 10] und bedürfen der wissenschaftlichen Abklärung und Überprüfung ihrer klinischen Relevanz. Hieraus ergibt sich das Gebiet der Chronopharmakologie, das besonders bei endokrinen Systemen zunehmend an Bedeutung für die Diagnostik und Therapie kardiovaskulärer Erkrankungen gewinnt [10–13].

Tabelle 1. 24-h-ABPM in der Beurteilung der antihypertensiven ACE-Therapie

ACE-Hemmer (plasma-$t_{\frac{1}{2}}$)	Dosis (mg/Tag)	Dauer (Wochen)	Patienten (n)	24-h-ABPM	Literatur
Captopril (1,5 h)	25–100 (o.d./b.i.d)	4	12	ausk.	Frewin (1989)
	50 (b.i.d.)	4–12	10	oszm.	Poggi (1987)
	100 (o.d.)	4	31	ausk.	Mancia (1987)
		3–6	12	ausk.	Germano (1990)
Captopril + Hydrochloro- thiazid	50 (b.i.d.)	10	10	ausk.	White (1986a)
Zofenopril (4 h)	25–60 (o.d.)	12	19	ausk.	Lacourciere (1989)
Enalapril (11 h)	20 (o.d.)	12	12	i.a.	Jones (1984)
Cilazapril	4 (o.d.)	8	18	ausk.	White (1988)
Ramipril (11 (−27) h)	5–40 (o.d.)	4–8	12	i.a.	Heber (1988)
	4–8 (o.d.)	2	8	ausk.	Lenz (1986)
Perindopril (5 (−30) h)	8 (o.d.)	6	8	i.a.	West (1989)
	4–8	12	30	osz.	Meyer-Sabellek (1990)
Lisinopril (12 (−40) h)	40–80	20	8	ausk.	Zachariah (1988)

Während uns bei intraarteriellen Langzeitblutdruckmessungen ca. 120 000 Meßpunkte zur Verfügung stehen – diese Methode aber wegen der Traumatisierung der Gefäße insbesondere für ambulante Wiederholungsmessungen ungeeignet ist – ermöglichen die indirekten Verfahren die Erfassung von ca. 100–200 Meßpunkten/24 h. Hieraus können Tag- und Nachtschwankungen und der Effekt einer antihypertensiven Therapie zuverlässig erfaßt werden.

ACE-Hemmer mit kurzer Wirkungsdauer (z. B. Captopril, Zofenopril)

Die blutdrucksenkende Wirkung von Captopril, dem ersten ACE-Hemmer, der zur klinischen Behandlung der Hypertonie zur klinischen Anwendung kam, ist über die serologisch nachweisbare Hemmung des Plasma-Renin-Angiotensin-Systems hinaus nachweisbar [7, 14]. Dies könnte eine Erklärung für die von verschiedenen Arbeitsgruppen in jüngster Zeit gelieferten Ergebnisse sein, aus denen eine signifikante, aber insgesamt unzureichende Senkung des Blutdruckprofils bei täglicher Einmalgabe (nur einmal morgens) hervorgeht [15–17]. Die blutdrucksenkende Wirkung von Captopril war bei täglicher Einmalgabe vergleichbar mit derjenigen bei 2maliger täglicher Verabreichung nach Kurzzeit- (4 Wochen) und nach Langzeitbehandlung (12 Wochen). Im

Rahmen einer doppelblinden Crossoverstudie unter Monotherapie mit einem neuen ACE-Hemmer (Zofenopril) wurde der blutdrucksenkende Effekt der ACE-Hemmer dem der Thiaziddiuretika gegenübergestellt. Im Vergleich zu den Hydrochlorothiaziden (50 mg) bewirkte Zofenopril – eine Substanz, die nicht in den Markt eingeführt wird – in verschiedenen Dosen (25–60 mg) bei täglicher Einmalgabe eine signifikant stärkere Senkung des systolischen und diastolischen Blutdrucks und damit eine bessere Responderrate, insbesondere während des Tages und somit während der Arbeitszeit [18].

ACE-Hemmer mit langer Wirkungsdauer (z. B. Enalapril, Perindopril)

In einer Vergleichsstudie mit Captopril und Enalapril – ohne Einsatz des ABPM – waren beide Substanzen bei täglicher Einmalgabe [15] in ihrer blutdrucksenkenden Wirkung vergleichbar. Die Responderrate (Captopril 68%, Enalapril 48%) ließ sich auf der Basis der Hemmung des Angiotensins im Plasma nicht vorherbestimmen. Bereits nach der ersten Dosisgabe [19] und nach einer 4- bis 8wöchigen Behandlung mit Enalapril [20], Ramipril [19, 21] und Perindopril [22] wurde unter Einsatz des ambulanten intraarteriellen Blutdruckmonitoring eine signifikante Abnahme des systolischen und diastolischen Blutdrucks festgestellt. Trotz einer Hemmung des zirkulierenden Angiotensins war allerdings nach 8wöchiger Behandlung ein im Vergleich zur akuten Dosisgabe geringer ausgeprägter blutdrucksenkender Effekt anhand des ABPM feststellbar (mittlerer Blutdruckrückgang während des Tages 11/ 8 mm Hg und während der Nacht 6/4 mm Hg). Durch Lisinopril wurden der mittlere, ambulant gemessene 24-h-Blutdruck sowie der im Wachzustand und der im Schlag ambulant gemessene Blutdruck signifikant gesenkt [23].

Wir untersuchten bei ambulanten primären Hypertonikern den Gelegenheitsblutdruck und das Blutdrucktagesprofil unter Behandlung mit dem ACE-Inhibitor Perindopril vs. dem Kalziumantagonisten Nifedipin [24]. Der Blutdruck der standardisierten Gelegenheitsmessung wurde nach 24 Wochen im Vergleich zur 4wöchigen Placebokontrolle vergleichbar und signifikant gesenkt von 157/106 auf 136/93 mm Hg unter Perindopril und von 149/104 auf 140/92 mm Hg unter Nifedipin.

Erwartungsgemäß ist die Gelegenheitsblutdruckmessung für den systolischen (sBP) und den diastolischen (dBP) Blutdruck im Vergleich zur 24-h-Blutdruckmessung signifikant höher (Abb. 1). Unter Behandlung mit Perindopril kommt es zu einer signifikanten Reduktion des Gesamttagesblutdrucks. Diese Reduktion, die für sBP im Vergleich mit dBP deutlicher ausfällt, weist auch aufgrund der erhöhten Standardabweichung während der ersten Messung (unter Placebo) auf die interindividuelle Schwankung der Arztmessung hin. Die Gelegenheitsmessung unterliegt hierbei bei der Erstbeurteilung einer deutlich höheren Schwankung als die Ganztagsblutdruckmessung.

Das Blutdrucktagesprofil (Abb. 2) weist einen signifikanten Abfall unter Langzeittherapie mit einmaliger Perindoprilgabe auf. Dieser ist signifikant in

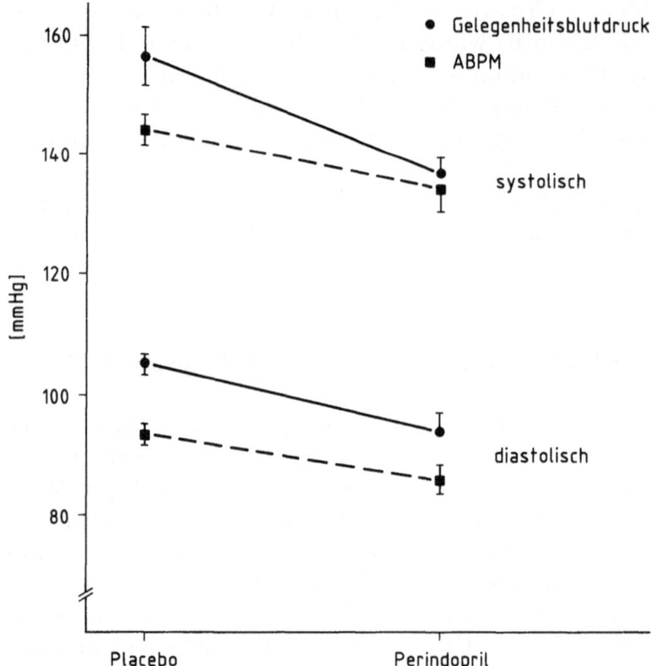

Abb. 1. ABPM vs. standardisierten Gelegenheitsblutdruck: systolischer und diastolischer Blutdruck vor (Placebo) und nach antihypertensiver Behandlung ($n = 38{,}6$ Monate)

den Tagesstunden ausgeprägt; auch in der Aufwachphase zwischen 6.00 und 8.00 Uhr liegt insgesamt eine signifikante Reduktion des Blutdrucks vor. In den frühen Morgenstunden (1.00–4.00 Uhr) kommt es zu einer Absenkung des Blutdrucks. Während sBP und dBP eine signifikante Absenkung über 24 h aufweisen, ergibt sich für die 7. Tagesstunde keine signifikante Reduktion. Zu diesem Zeitpunkt jedoch weist ebenfalls die hohe Standardabweichung auf ein unterschiedliches Aktivitätsmuster hin (Patienten stehen zwischen 6.00 und 8.00 Uhr morgens auf) und kann somit nicht repräsentativ in diesem Kollektiv berücksichtigt werden. Insgesamt wird der Blutdruck in der Tagesphase signifikant mehr als in der Nachtphase gesenkt.

Der „ausreichenden Senkung des Blutdrucktagesprofils" kommt offensichtlich auch eine prognostische Bedeutung zu, da der Gesamttagesblutdruck signifikant besser mit Endorganveränderungen (linksventrikulärer Hypertrophie) korreliert als die Gelegenheitsblutdruckmessung. Die unterschiedliche Bedeutung des Tages- und Nachtblutdrucks wird in der Literatur derzeit kontrovers diskutiert (Tabelle 2). Einige Autoren berichteten von einer ausgeprägteren Blutdrucksenkung während des Tages im Vergleich zur Nacht. Die schwächere Wirksamkeit in der Nacht wurde auf eine verringerte Aktivität des Renin-Angiotensin-Systems zurückgeführt.

Dem antihypertensiven Effekt unterschiedlicher Antihypertensiva auf den nächtlichen Blutdruck kann deshalb wegen des erhöhten kardiovaskulären

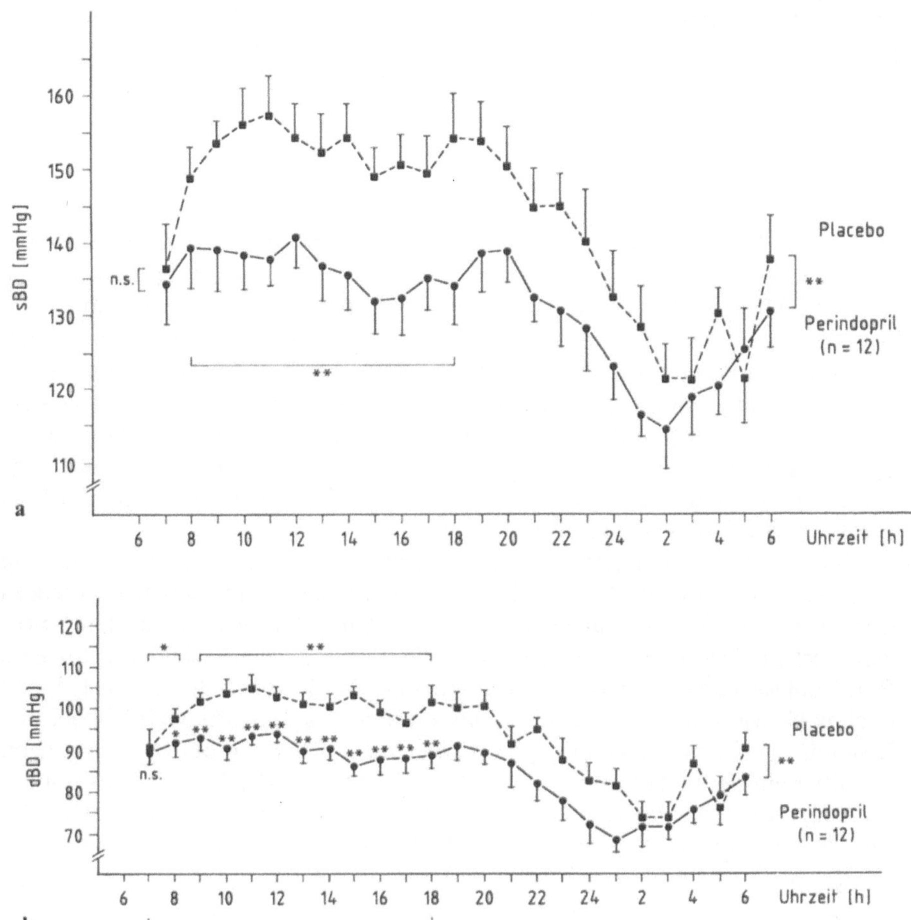

Abb. 2a,b. Ambulantes Blutdrucktagesprofil. **a** systolisch, **b** diastolisch; $* p < 0.05$, $** p < 0.005$

Tabelle 2. Korrelationskoeffizient zwischen systolischem Blutdruck und linksventrikulärer Hypertrophie (LVMI) bei hypertensiven Patienten mit LVMI. (Nach [26])

Autor	n	Gelegentlich	Tags	Nachts	24 h
Rowlands [27]	50	0,45**	0,57**	0,56**	0,60**
Devereux [28]	100	0,24*	0,50**	0,10	0,38**
White [30]	30	0,13	0,39	0,42*	0,54**
Gosse [31]	23	0,60**	0,68**	0,61**	–
Verdecchia [29]	150	0,44**	0,51**	0,54**	0,57**
Meyer-Sabellek [26]	30	0,37	0,44*	0,48*	0,56**

Signifikanz: $* = p < 0,05$; $** = p < 0,01$.

(z. B. „silent ischemia") und des zerebrovaskulären Risikos (z. B. apoplektischer Insult) eine – bedeutende, klinisch bisher nicht ausreichend untersuchte – Differenzierung zukommen [32].

Zusammenfassung

Unter der Behandlung mit ACE-Inhibitoren kommt es zur signifikanten Absenkung des Gelegenheitsblutdrucks und des 24-h-Gesamttagesblutdrucks. Die ABPM ermöglicht hier, unterschiedliche Episoden am Tage und in der Nacht vor und nach Behandlung zu beschreiben. Zu berücksichtigen ist, daß in keiner Studie im Gesamtkollektiv ein altersentsprechendes „normales Tagesprofil" aufgezeigt werden konnte und die Einzelprofile unberücksichtigt blieben. Bei der Behandlung mit Perindopril konnten wir bei Einstellung auf ein „normales Tagesprofil" – im Gegensatz zu Nifedipin – nicht nur eine ausreichende Senkung, sondern einen deutlich geringeren antihypertensiven Effekt in der Nacht beobachten.

Die perorale Langzeitgabe von Captopril hatte keinen Einfluß auf die Unterschiede zwischen den tagsüber und den nachts gemessenen Blutdruckwerten und der Herzfrequenz [16]. Dies steht im Gegensatz zu anderen Studien, die für Captopril im Gegensatz zu Enalapril keine ausreichende diurnale Blutdrucksenkung nachweisen konnten [25]. Weder nach Enalapril [15, 20] noch nach Ramipril [19] entspricht das Blutdrucktagesprofil nach 12wöchiger Behandlung einem normalen biphasischen Verlauf. Jedoch besteht den ganzen Tag über ein deutlicher, anhaltender blutdrucksenkender Effekt. Dies konnte auch für Perindopril gezeigt werden, darüber hinaus wies das Kollektiv (Responder) ein normales altersentsprechendes Blutdrucktagesprofil auf.

Literatur

1. Pickering TG, Harshfield GA, Devereux RB, Laragh JH (1985) What is the role of ambulatory blood pressure monitoring in the management of hypertensive patients? Hypertension 7:171–177
2. Meyer-Sabellek W, Schulte K-L, Distler A, Gotzen R (1989) Methodological development and problems of recorders for automatic inidirect ambulatory 24-hour monitoring of blood pressure. In: Meyer-Sabellek W, Anlauf M, Gotzen R, Steinfeld L (eds) Blood pressure measurements. New techniques in automatic indirect monitoring. Steinkopff/Springer, Darmstadt New York, pp 127–140
3. Mancia G, Bertinieri G, Grassi G, Parati G, Pomidossi G et al. (1983) Effects of blood pressure measurement by the doctor on patients' blood pressure and heart rate. Lancet II:695–698
4. Pickering TG, James GD, Harshfield GA, Blank S, Laragh JH (1988) How common is white coat hypertension? JAMA 259:225–228
5. O'Brien E, Cox JP, O'Malley K (1984) Ambulatory blood pressure measurement in the evaluation of blood pressure lowering drugs. J Hypertens 7:243–247
6. Meyer-Sabellek W, Schulte K-L, Streitberg B, Gotzen R (1988) Two-year follow-up of 24-hour indirect blood pressure monitoring. Drugs 36 (Suppl 6):106–112

7. Waeber B, Burnier M, Perret F, Nussberger J, Brunner HR (1980) Ambulatory blood pressure measurement and antihypertensive therapy. J Hypertens 7 (Suppl 3):33–39
8. Statement (1990) zur ambulanten 24-Stunden-Blutdruckmessung. Z Kardiol (im Druck)
9. Consensus Document (1990) on Indirect Ambulatory Monitoring. J Hypertens (im Druck)
10. Lemmer B (1989) Temporal aspects of the effects of cardiovascular active drugs in humans. In: Lemmer B (ed) Chronopharmacology. Dekker, New York, p 525–541
11. Moore-Ede MC, Czeisler CA, Richardson GS (1983) Circadian time-keeping in health and disease (part 2). Clinical implications of circadian rhythmicity. N Engl J Med 309:530–535
12. Willich SN, Levy D, Rocco MB, Tofler GM, Stone PH, Muller JE (1987) Circadian variation in the incidence of sudden cardiac death in the Framingham Heart Study population. Am J Cardiol 60:801–806
13. Mulcahy D, Cunningham D, Cream P (1988) Circadian variation of total ischaemic burden and its alteration with antianginal agents. Lancet II:755–759
14. Bootsma F, de Bruijn J, Derkx F, Schalekamp M (1981) Opposite effects of captopril on angiotensin I converting enzyme activity and concentration; relation between enzyme inhibition and long-term blood pressure respone. Clin Sci 60:491–496
15. De Cesaris R, Ranieri G, Salzano EV, Liberatore SM (1987) Once daily therapy with angiotensin converting enzyme inhibitors in mild hypertension: a comparison of captopril and enalapril. J Hypertens 5 (Suppl 5):595–597
16. De Gaudemaris R, Battistella P, Siche JP, Debru JL, Blatier JF, Mallion JM (1986) Comparative study of the efficacy of captopril at a single daily dose of 100 mg and at a twice daily dose of 50 mg by measuring ambulatory pressure over 24 hours. Postgrad Med J 62 (Suppl 1):97–100
17. Germano G, Damini S, Germano U, Pecchioli V, Pica B, Antonini P (1990) Evaluations of the effect-duration of once daily enalapril compared with once daily captopril. Nephron 55 (Suppl 1):65–69
18. Lacourciere L, Provencher P (1989) Comparative effects of zofenopril and hydrochlorothiazide on office and ambulatory blood pressures in mild to moderate essential hypertension. Br J Clin Pharmac 27:371–376
19. Heber ME, Bridgen GS, Caruana MP, Lahiri A, Raftery EB (1988) First dose response and 24-hour antihypertensive efficacy of new once-daily angiotensin converting enzyme inhibitor, ramipril. Am J Cardiol 62:239–245
20. Jones RI, Hornung RS, Cashman PMM, Raftery EB (1984) Duration and diurnal variation of the hypotensive effect of enalapril in patients with essential hypertension. Am J Cardiol 53:105–108
21. Lenz T, Distler A, Haller H, Meyer-Sabellek W, Wilp C, Tansey MJ, Eckert HG, Metzger H, Irmisch R, Philipp T (1986) Humoral and blood pressure effects of the angiotensin converting enzyme inhibitor ramipril in essential hypertension. Arzneim Forsch Drug Res 36/11:1693–1696
22. West JNW, Smith SA, Stallard T, Littler WA (1989) Effects of perindopril on ambulatory intra-arterial blood pressure, cardiovascular reflexes and forearm blood flow in essential hypertension. J Hypertens 7:97–104
23. Zachariah PK, Sheps SG, Schwartz GL, Schirger A, Ilstrup DM, Long CR, Carlson CA (1988) Antihypertensive efficacy of lisinopril. Ambulatory blood pressure monitoring. Am J Hypertens 1 (Suppl):274–279
24. Schulte KL, Meyer-Sabellek W, Liederwald K, van Gemmeren D, Gotzen R (1990) Parallel reduction of left ventricular hypertrophy and vascular resistance by vasodilator therapy. J Hypertens 8 (Suppl 3):817
25. Schrader J (1990) Comparison of the antihypertensive efficiency of different drugs using ambulatory 24 hours blood pressure monitoring. In: Temporal Variations of the Cardiovascular System. (Abstracts) Schattauer, Stuttgart
26. Meyer-Sabellek WA, Schulte K-L, Liederwald K, van Gemmeren D, Gotzen R (1990) Blood pressure profile and cardiac risk in hypertensive patients with left ventricular hypertrophy. J Hypertens (in press)

27. Rowlands DB, Glover DR, Ireland MA et al. (1982) Assessment of left ventricular mass and its response to antihypertensive treatment. Lancet I:467–470
28. Devereux RB (1987) Detection of left ventricular hypertrophy of M-mode echorcardiography. Anatomic validation, standardization, and comparison to other methods. Hypertension 9 (Suppl II):18–26
29. Verdecchia P, Schillaci G, Guerrieri M, Gatteschi C, Benemio G, Boldrini F, Porcellati C (1990) Circadian blood pressure changes and left ventricular hypertrophy in essential hypertension. Circulation 81:528–536
30. White WB, Dey HM, Schulman P (1989) Assessment of the daily blood pressure load as a determinant of cardiac function in patients with mild-to-moderate hypertension. Am Heart J 118/4:782–795
31. Gosse P, Roudaut R, Reynaud P, Jullien E, Dallocchio M (1989) Relationship between left ventricular mass and noninvasive monitoring of blood pressure. AHJ 2:631–633
32. O'Brien E, Sheridan J, O'Malley K (1988) Dippers and non-dippers. Lancet II:397–399

Beeinflussung der Linksherzhypertrophie mit dem ACE-Hemmer Perindopril bei essentieller Hypertonie (Doppelblindstudie vs. Nifedipin)

R. Gotzen, K. Liederwald, W. Meyer-Sabellek und K.-L. Schulte

Ergebnisse der Framingham-Studie zeigen, daß die linksventrikuläre Hypertrophie bei arterieller Hypertonie keineswegs nur ein benigner Kompensationsprozeß ist, sondern ein unabhängiger Risikofaktor für das Auftreten einer Herzinsuffizienz, einer koronaren Herzkrankheit und eines plötzlichen Herztodes [8]. In den nachfolgenden Untersuchungen ließ sich bei Hypertonikern bereits in frühen Stadien der echokardiographisch gesicherten linksventrikulären Hypertrophie eine erhöhte kardiovaskuläre Morbidität nachweisen [1, 5, 9, 12]. Außerdem haben Hypertoniker mit linksventrikulärer Hypertrophie gegenüber Hypertonikern ohne linksventrikuläre Hypertrophie und Normotonikern eine erhöhte Prävalenz ventrikulärer Extrasystolen und komplexer ventrikulärer Arrhythmien [10, 13, 16]. Hieraus ist zu schließen, daß die linksventrikuläre Hypertrophie per se die ventrikuläre Irritabilität steigert. Bei Hypertonikern mit schwerer linksventrikulärer Hypertonie ließen sich auch signifikant häufiger zeitweilig auftretende ventrikuläre Tachykardien nachweisen [11]. Es scheint nach allen diesen Befunden eine enge Beziehung zu bestehen zwischen dem Grad der Linksherzhypertrophie und der Häufigkeit des Auftretens solcher Rhythmusstörungen.

Ein wesentliches Ziel der antihypertensiven Therapie sollte deshalb neben der Blutdrucksenkung die Rückbildung bzw. Verhinderung der linksventrikulären Hypertrophie sein. Nachdem Angiotensinkonversionsenzymhemmer (ACE-Hemmer) inzwischen in der antihypertensiven medikamentösen Therapie weit verbreitet sind, galt es zu prüfen, ob eine chronische Behandlung mit dem neu entwickelten ACE-Hemmer Perindopril bei Hypertonikern mit festgestellter Linksherzhypertrophie neben einer Blutdrucksenkung auch zur Regression der Hypertrophie führt.

Patienten und Methodik

Eingeschlossen in die Studie wurden insgesamt 40 Patienten mit stabiler essentieller Hypertonie und echokardiographisch festgestellter Linksherzhypertrophie. Aufgenommen in die Studie wurden Patienten mit einem diastolischen Blutdruck im Sitzen von $\geq 95\ \mathrm{mm\,Hg}$ und $\leq 120\ \mathrm{mm\,Hg}$, linksventrikulärer Hypertrophie (echokardiographische Kriterien: Septumdicke $> 12\ \mathrm{mm}$, Dicke der linksventrikulären Hinterwand $> 12\ \mathrm{mm}$, linksventrikuläre Muskelmasse (LVM) zu Beginn der Verumphase $> 270\ \mathrm{g}$, LVM-Index pro Körperoberfläche $> 120\ \mathrm{g/m^2}$).

Ein technisch hochwertiges M-Mode-Echokardiogramm, in dem das Septum interventriculare sowie die linksventrikuläre Hinterwand einwandfrei identifiziert werden konnten, war obligat. Außerdem mußte eine Einverständniserklärung des Patienten vorliegen. Ausschlußkriterien waren: ein Schlaganfall in den vorangegangenen 3 Monaten, Angina pectoris oder Myokardinfarkt, akute oder chronische Herzinsuffizienz, Tachyarrhythmien, Myokarddyskinesien, Leber- oder Niereninsuffizienz, schwangere oder stillende Frauen, Gewicht > 30% über Broca-Index, Autoimmunkrankheiten und Leukopenien. Eine Begleit- bzw. Zusatzmedikation mit folgenden Medikamenten war untersagt: Digitalis, andere Antihypertensiva, H_2-Antagonisten, kaliumsparende Medikamente, Myotonolytika und Antiepileptika.

Nach diesen Kriterien wurde randomisiert eine Einteilung in 2 Behandlungsgruppen vorgenommen, wobei je 20 Patienten mit Perindopril bzw. Nifedipin über 6 Monate behandelt wurden. Nach einer 4wöchigen Placebophase erhielten die Patienten entweder Perindopril in einer Initialdosis von 4 mg einmal morgens und abends eine Placebokapsel gleicher Größe und gleichen Aussehens oder Nifedipin 2mal 1 Kapsel à 20 mg. Wenn nach 4wöchiger Behandlung der Zielblutdruck (diastolischer Blutdruck < 90 mm Hg) nicht erreicht wurde, erfolgte eine Verdopplung der Dosis, wenn nach weiteren 4 Wochen dieser Blutdruck nicht erreicht wurde, erhielten die Patienten zusätzlich das Diuretikum Hydrochlorothiazid (25 mg/Tag).

Patientenmerkmale

Perindoprilgruppe (n = 20): mittleres Lebensalter $47,3 \pm 1,7$ Jahre; 17 Männer, 3 Frauen, mittleres Gewicht $77,6 \pm 2,3$ kg; mittlere Körpergröße $174,6 \pm 1,7$ cm; Körperoberfläche $1,925 \pm 0,037$ m^2.

Nifedipingruppe (n = 20): mittleres Lebensalter $50,6 \pm 2,3$ Jahre; 12 Männer, 8 Frauen; mittleres Körpergewicht $75,7 \pm 2,3$ kg; mittlere Körpergröße $169,9 \pm 2,0$ cm; Körperoberfläche $1,868 \pm 0,038$ m^2.

Blutdruckmessungen (Riva-Rocci) wurden nach 5minütiger Ruhepause im Sitzen vor Beginn der Placebophase und am Ende der Placebophase sowie im weiteren Verlauf der Beobachtung in 4wöchentlichem Abstand durchgeführt. Aus jeweils 3 Meßwerten wurde der Mittelwert berechnet.

Am Ende der Placebophase und nach 6monatiger Therapie erfolgte zusätzlich eine ambulante indirekte 24-h-Blutdruckmessung mit dem SpaceLab-Gerät 92202.

Echokardiographische Untersuchungen wurden zu Beginn und am Ende der Placebophase und nach 3- und 6monatiger Therapiedauer vorgenommen. Benutzt wurde ein 2-D-gesteuertes M-Modegeräte der Firma ATL (Modell Ultramak IV) mit einem 3,5-MHz-Schallkopf. Gleichzeitig wurde ein Standard-EKG abgeleitet. Die Befunde wurden mittels Videorekorder und Hardcopydrucker dokumentiert. Der Untersuchungsablauf entsprach den Empfehlungen von Devereux [2–4]. Dementsprechend befanden sich die Patienten während der Untersuchung in Linksseitenlage ($\approx 45°$) mit leicht erhöhtem

Oberkörper ($\approx 30°$). Zu Beginn der Untersuchung wurde linksparasternal im 3. oder 4. ICR mit 2-D-Technik das Mitralsegel in der langen Achse aufgesucht. Von hier aus wurden die angrenzenden Strukturen, insbesondere das Septum und die linksventrikuläre Hinterwand, dargestellt. An der Spitze des Mitralsegels wurde in Exspiration die M-Moderegistrierung durchgeführt, anhand derer nach der Penn-Konvention zum Zeitpunkt der R-Zacke (enddiastolisch) die linksventrikulären Dimensionen (Dicke von Septum und linksventrikulärer Hinterwand sowie linksventrikulärer Durchmesser) ausgemessen wurden. Bei der Bestimmung der linksventrikulären Dimension nach der Penn-Konvention [2, 3] werden im Gegensatz zur Standardmeßmethode bei der Vermessung des Septums und der Hinterwand die endokardialen Echos nicht eingeschlossen, jedoch die linken endokardialen Septum- und Hinterwandechos beim Ausmessen des linksventrikulären Durchmessers. Die linksventrikuläre Muskelmasse (LVM) wurde nach der Formel von Devereux u. Reichek [2] bestimmt. Die LVM wurde auf die Körperoberfläche bezogen. Grenzwerte des Normbereichs: Frauen 115 g/m^2, Männer 135 g/m^2. Alle Untersuchungen wurden von 2 Untersuchern unabhängig voneinander durchgeführt.

Ergebnisse

Perindopril führte zu einer signifikanten Senkung des systolischen und diastolischen Gelegenheitsblutdrucks im Sitzen während der gesamten Beobachtungsdauer von 6 Monaten. Systolische bzw. diastolische Blutdruckwerte im Mittel vor Beginn der Therapie $156,8 \pm 4,0/106,4 \pm 1,9$ mm Hg, nach 3monatiger Therapie $141,3 \pm 3,5/95,4 \pm 1,8$ mm Hg und nach 6monatiger Therapie systolischer Blutdruck im Mittel $136,4 \pm 3,3$ mm Hg und diastolischer Blutdruckwert $93,1 \pm 2,1$ mm Hg.

Die mittlere Herzfrequenz betrug in der Perindoprilgruppe vor Therapie $76,9 \pm 2,6$ Schläge/min, nach 3monatiger Therapie $76,8 \pm 2,0$ und nach 6monatiger Therapie $70,6 \pm 2,3$ Schläge/min.

Nifedipin führte ebenfalls zu einer deutlichen Senkung des systolischen und diastolischen Blutdrucks im Sitzen (Ausgangswerte für die mittleren systolischen bzw. die diastolischen Blutdruckwerte $149,2 \pm 3,6$ mm Hg/$104,4 \pm 1,8$ mm Hg, nach 3monatiger Therapie $135,1 \pm 2,1/89,9 \pm 1,8$ mm Hg und nach 6monatiger Therapie $139,6 \pm 4,0/92,1 \pm 2,9$ mm Hg (Abb. 1).

Die Herzfrequenz betrug vor Therapie $77,2 \pm 2,4$, nach 3monatiger Therapie $78,8 \pm 3,3$ und nach 6monatiger Therapie $74,1 \pm 2,0$ Schläge/min.

Die indirekte 24-h-Blutdruckmessung zeigte unter Behandlung mit Perindopril eine Senkung der systolischen und diastolischen Stundenmittelwerte über 24 h, die tagsüber ausgeprägter war. Der Effekt auf das 24-h-Blutdruck-Profil war unter Perindoprilgabe stärker als unter Nifedipinmedikation (s. Abb. 2–4). Einzelheiten der Interpretation der Meßergebnisse mit der 24-h-Blutdruckmessung sind im Beitrag von Meyer-Sabellek et al. beschrieben, weshalb hier darauf verzichtet wird.

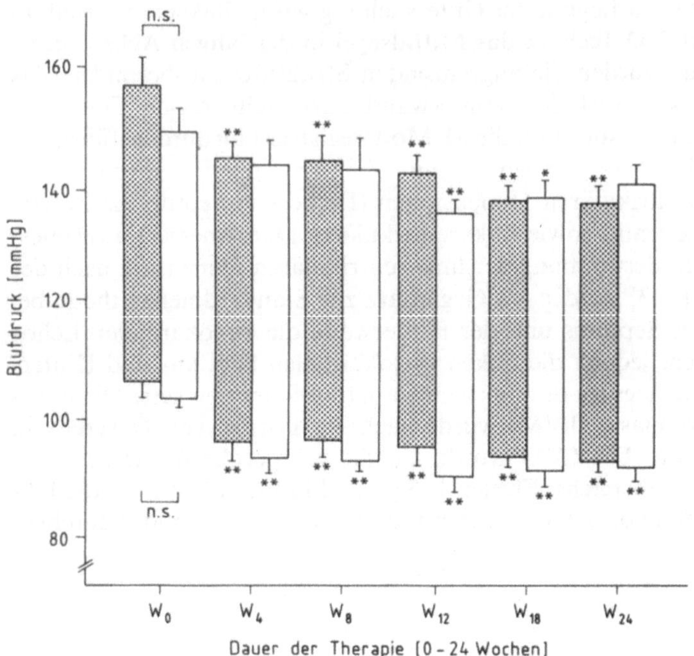

Abb. 1. Wirkungen von Perindopril (*schraffierte Balken*) im Vegleich zu Nifedipin (*weiße Balken*) auf den systolischen und diastolischen Blutdruck im Sitzen. $*p<0{,}05$, $**p<0{,}005$ vs. W_0

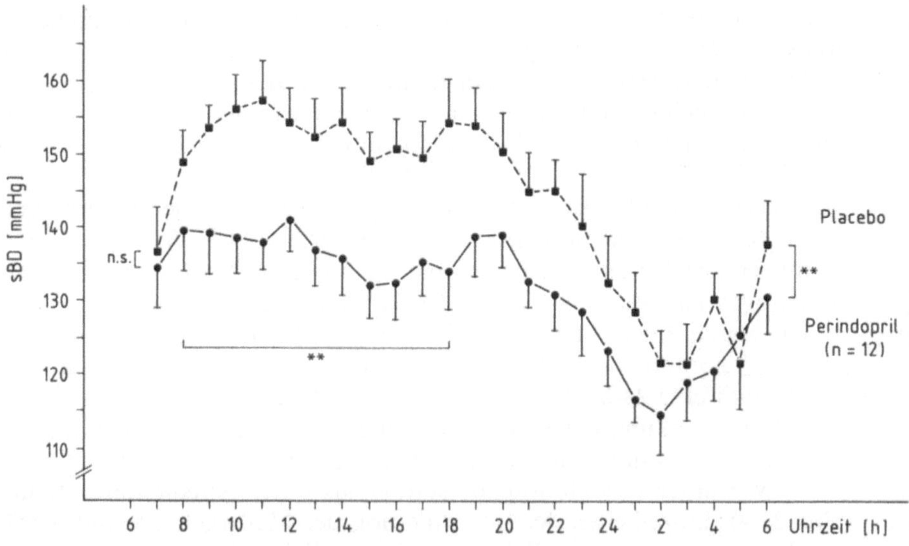

Abb. 2. Ambulantes 24-h-Blutdrucktagesprofil (systolisch; *sBD*) unter Therapie mit Perindopril. $**p<0{,}005$

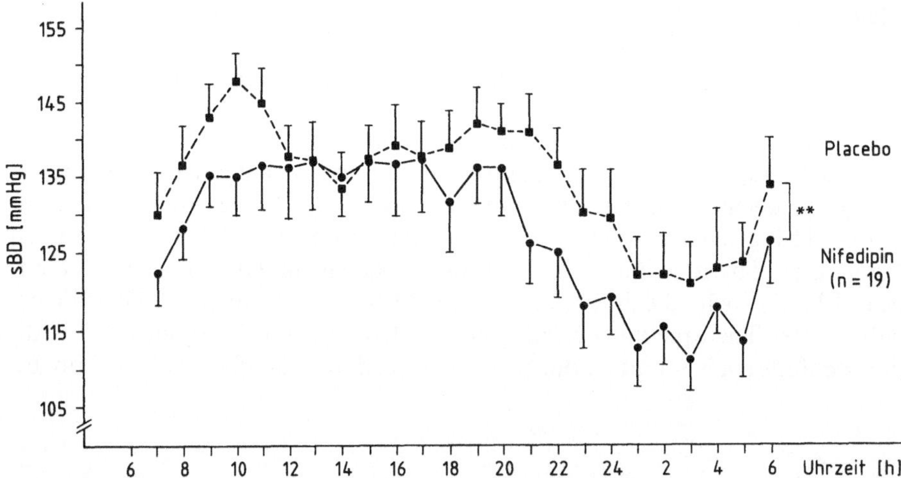

Abb. 3. Ambulantes 24-h-Blutdrucktagesprofil (systolisch; *sBD*) unter Therapie mit Nifedipin. ** $p < 0.005$

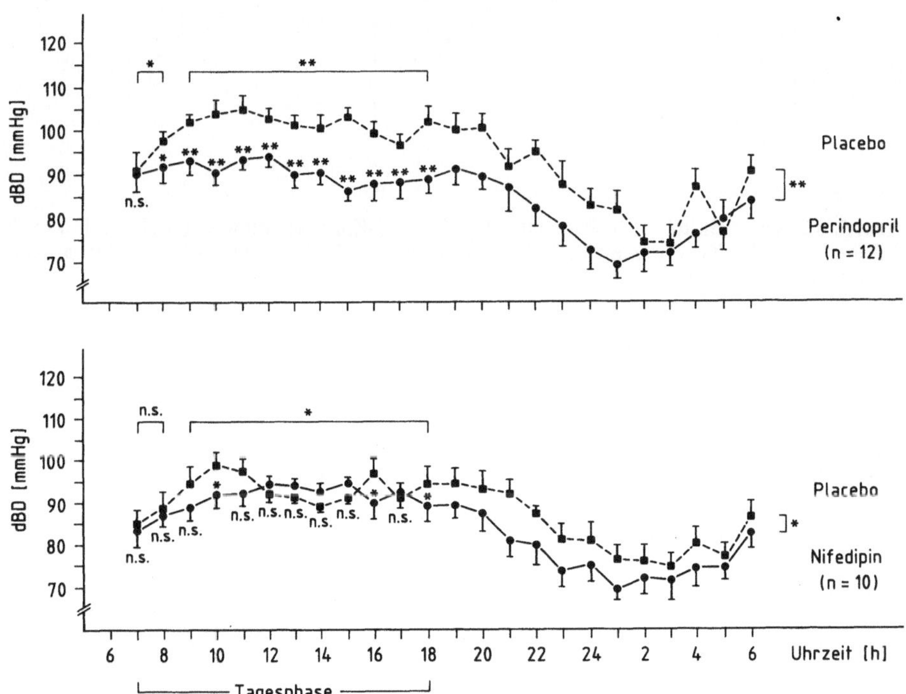

Abb. 4. Ambulantes 24-h-Blutdrucktagesprofil (diastolisch; *dBD*) unter Therapie mit Perindopril bzw. Nifedipin. * $p < 0,05$, ** $p < 0,005$

Linksventrikuläre Hypertrophie

Unter Therapie mit Perindopril nahm die linksventrikuläre Muskelmasse von $279,2 \pm 10,8$ g auf $245,9 \pm 10,9$ g nach 3monatiger Therapie und auf $240,1 \pm 11,6$ g nach 6monatiger Therapie signifikant ab.

Die Therapie mit Nifedipin führte ebenfalls zu einer signifikanten Abnahme der linksventrikulären Muskelmasse von $261,4 \pm 15,6$ g vor Therapie auf $231,6 \pm 15,8$ g nach 3monatiger Therapiedauer und auf $219,9 \pm 17,5$ g nach 6monatiger Therapiedauer (Abb. 5). Die linksventrikuläre Muskelmassenindex (LVMI), d.h. die linksventrikuläre Muskelmasse in g/m^2 Oberfläche, nahm unter Therapie mit Perindopril und dem Kalziumantagonisten Nifedipin ebenfalls nach 3- und 6monatiger Therapiedauer signifikant ab (s. Abb. 6).

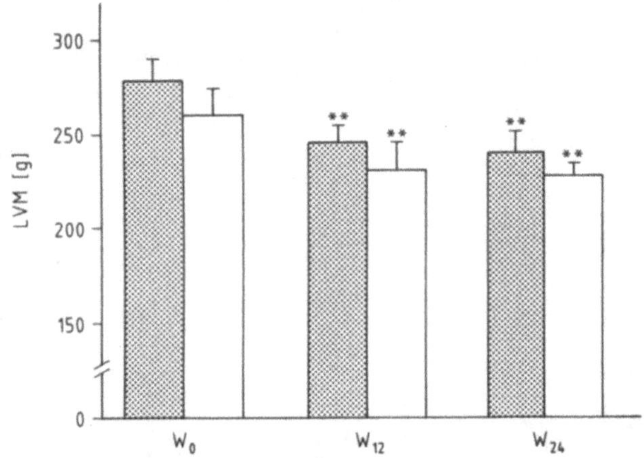

Abb. 5. Linksventrikuläre Muskelmasse (*LVM*) vor (W_0), nach 3monatiger (W_{12}) und nach 6monatiger (W_{24}) Therapie mit Perindopril (*schraffierte Balken*) bzw. Nifedipin (*weiße Balken*). ** $p < 0,01$ vs. W_0

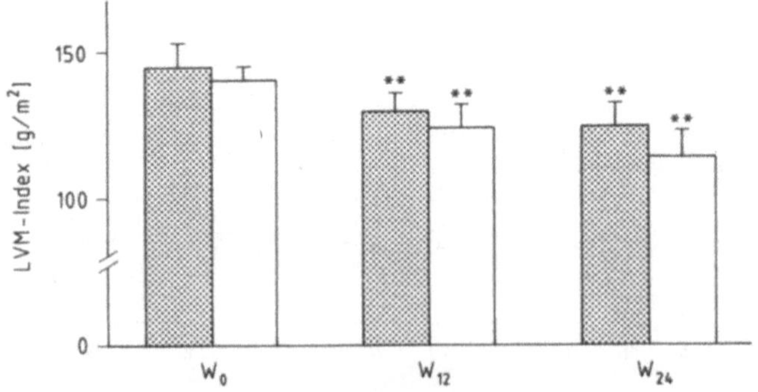

Abb. 6. Linksventrikuläre Muskelmasse in g/m^2 Körperoberfläche (*LVM-Index*) vor (W_0), nach 3monatiger (W_{12}) und nach 6monatiger (W_{24}) Therapie mit Perindopril (*Schraffierte Balken*) bzw. Nifedipin (*weiße Balken*). ** $p < 0.01$ vs. W_0

Tabelle 1. Echokardiographische Parameter vor (W_0), nach 12wöchiger (W_{12}) und 24-wöchiger (W_{24}) Therapie mit Perindopril bzw. Nifedipin

Parameter	Perindopril				Nifedipin			
	n	W_0	W_{12}	W_{24}	n	W_0	W_{12}	W_{24}
LVID [mm]	16	51,7	50,8	51,6	14	52,6	50,4	49,9
		(1,1)	(0,8)	(0,8)		(1,7)	(1,4)	(1,5)
PWT [mm]	16	10,6	9,8	9,3	14	9,9	9,8	9,4
		(0,3)	(0,3)	(0,4)		(0,4)	(0,3)	(0,4)
IVS [mm]	16	13,1	11,8	10,9	14	11,9	11,2	10,9
		(0,4)	(0,4)	(0,4)		(0,5)	(0,6)	(0,5)
LVM [g]	16	279,2	245,9	240,1	14	261,4	231,6	219,9
		(10,8)	(10,9)	(11,6)		(15,6)	(15,8)	(17,5)
LVMI [g/m²]	16	147,6	130,2	126,9	14	140,4	124,4	117,6
		(5,2)	(5,0)	(5,5)		(5,9)	(7,1)	(7,6)

LVID endodiastolischer Durchmesser des linken Ventrikels
PWT Dicke der linksventrikulären Hinterwand
IVS interventrikuläre Septumdicke
LVM linksventrikuläre Muskelmasse (Penn-Konvention)
LVMI linksventrikuläre Muskelmasse in g/m² Körperoberfläche

Der LVMI betrug in der Perindoprilgruppe vor Therapiebeginn $147,6 \pm 5,2$ g/m², nach 3monatiger Therapiedauer $130,2 \pm 5,0$ g/m² und nach 6monatiger Behandlung $126,9 \pm 5,5$ g/m², der LVMI lag bei Nifedipin vor Therapie bei $140,4 \pm 5,9$ g/m², nach 3monatiger Therapie bei $124,4 \pm 7,1$ g/m² und nach 6monatiger Therapie bei $117,6 \pm 7,6$ g/m².

Die Dicke des interventrikulären Septums nahm unter Therapie mit Perindopril von $13,1 \pm 0,4$ mm auf $11,8 \pm 0,4$ mm nach 3monatiger Therapie und auf $10,9 \pm 0,4$ mm nach 6monatiger Therapie signifikant ab.

Unter Therapie mit Nifedipin war nach 6monatiger Therapie eine signifikante Abnahme der interventrikulären Septumdicke nachweisbar (Ausgangswert $11,9 \pm 0,5$ mm, nach 3monatiger Therapie $11,2 \pm 0,6$ mm und nach 6monatiger Therapie $10,9 + 0,5$ mm). Die Dicke der linksventrikulären Hinterwand nahm unter Therapie mit Perindopril von einem Ausgangswert von $10,6 \pm 0,3$ mm auf $9,3 \pm 0,4$ mm nach 6monatiger Therapie signifikant ab.

Unter Therapie mit Nifedipin waren keine signifikanten Änderungen der Dicke der linksventrikulären Hinterwand enddiastolisch feststellbar. Die Ausgangswerte waren unter Nifedipintherapie $9,9 \pm 0,4$ mm, nach 3monatiger Therapie betrugen sie $9,8 \pm 0,3$ mm und nach 6monatiger Therapie $9,4 \pm 0,4$ mm. Der enddiastolische Durchmesser des linken Ventrikels zeigte unter Therapie mit beiden Medikamenten, also Perindopril und Nifedipin, keine signifikanten Änderungen (s. Tabelle 1).

Schlußfolgerungen

Der neue ACE-Hemmstoff Perindopril führte während 6monatiger Therapie bei Patienten mit stabiler essentieller Hypertonie und echokardiographisch festgestellter Linksherzhypertrophie zu einer signifikanten Senkung des systolischen und diastolischen Blutdrucks. Der Grad der Blutdrucksenkung war mit dem unter einer Therapie mit dem Kalziumantagonisten Nifedipin vergleichbar. Perindopril bewirkte bei Einmalgabe täglich eine Senkung der systolischen und diastolischen Blutdruckwerte während des gesamten 24-h-Zeitraums, wobei tagsüber eine ausgeprägtere Blutdrucksenkung zu beobachten war, während nachts die Effekte geringer waren. Unter Behandlung mit Perindopril kam es bereits nach 3monatiger Therapie zu einer signifikanten Rückbildung einer bestehenden Herzhypertrophie, die nahezu proportional zur erzielten Blutdrucksenkung war. Nach weiterer 3monatiger Therapie mit Perindopril waren nur noch eine geringe weitere Blutdrucksenkung und eine geringgradige weitere Abnahme der linksventrikulären Muskelmasse (LVM) feststellbar. Die Dicke des Ventrikelseptums und der linksventrikulären Hinterwand nahmen nach 3monatiger Therapie mit Perindopril parallel zur Blutdrucksenkung ab und wurden im Zeitraum zwischen 3 und 6 Monaten Therapie druckunabhängig weiter reduziert. Die Untersuchungen zeigen, daß Perindopril in gleichem Maße wie die ACE-Hemmer Captopril und Enalapril [14, 15] zu einer Rückbildung der hypertensiven Herzhypertrophie führt. Der wichtigste Faktor für die Reduktion der Muskelmasse des linken Ventrikels stellt zweifellos die Abnahme des Blutdrucks dar, jedoch dürften zusätzliche Faktoren (u. a. neurohumorale Faktoren) ursächlich von Bedeutung sein [6, 7]. Als modulierende Faktoren für die Hypertrophieregression sind weiterhin das Ausmaß der linksventrikulären Hypertrophie, die Dauer der Behandlung und die blutdrucksenkenden Mechanismen zu nennen. Ebenso wie für den experimentellen Hochdruck ergibt sich auch für die hypertensive Herzhypertrophie des Menschen die Vermutung, daß Antihypertensiva, die die Sympathikusaktivität hemmen, die Linksherzhypertrophie günstig beeinflussen.

Literatur

1. Casale PN, Devereux RB, Milner M, Zullo G, Harshfield GA, Pickering TG, Laragh LH (1986) Value of echocardiographic measurement of left ventricular mass in predicting cardiovascular morbid events in hypertensive man. Ann Intern Med 105:173–178
2. Devereux RB, Reichek N (1977) Echocardiographic determination of left ventricular mass in man: Anatomic validation of the method. Circulation 55:613–618
3. Devereux RB, Alonso DR, Lutas EM, Gottlieb GJ, Campo E, Sach I, Reichek N (1986) Echocardiographic assessment of left ventricular hypertrophy: Comparison to necropsy findings. Am J Cardiol 57:450–458
4. Devereux RB (1987) Detection of left ventricular hypertrophy by M-mode echocardiography: Anatomic validation, standardization, and comparison to other methods. Hypertension 9 (Suppl II):II19–II26
5. Devereux RB (1989) Echocardiographic insights into the pathophysiology and prognostic significance of hypertensive cardiac hypertrophy. Am J Cardiol 2:186S–195S

 6. Fouad FM, Tarazi RC, Liebson PR (1987) Echocardiographic studies of regression of left ventricular hypertrophy in hypertension. Hypertension 9 (Suppl II):II65–II68
 7. Frohlich ED (1987) Potential mechanismus explaining the regression of left ventricular hypertrophy. Am J Cardiol 59:91A–97A
 8. Kannel WB (1983) Prevalence and natural history of electrocardiographic left ventricular hypertrophy. American Journal of Medicine 75 (Suppl 3A):4–11
 9. Kannel WB, Levy D, Cupples LA (1986) Left ventricular hypertrophy and risk of cardiac failure. The Framingham Study (abstract). Circulation 74 (Suppl II):76
10. Levy D, Anderson KM, Savage DD, Balkus SA, Kannel WB, Castelli WP (1987) Risk of ventricular arrhythmias in left ventricular hypertrophy: The Framingham Study. Am J Cardiol 60:560–565
11. McLenachan JM, Herderson E, Morris KI, Dargie HJ (1987) Ventricular arrhythmias in patients with hypertensive left ventricular hypertrophy. N Engl J Med 317:787–792
12. MacMahon S, Collins G, Rautaharju P, Cutler J, Neaton J, Prineas R, Crow R, Stamler J (MRFIT Coordinating Center, Minneapolis) (1989) Electrocardiographic left ventricular hypertrophy and effects of antihypertensive drug therapy in hypertensive participants in the multiple risk factor intervention trial. Am J Cardiol 63/3:202–210
13. Messerli FH, Ventura HO, Elizardi DJ, Dunn FG, Frohlich ED (1984) Hypertension and sudden death. Increased ventricular ectopic activity in left ventricular hypertrophy. Am J Med 77:18–22
14. Motz W, Strauer BE (1988) Rückbildung der hypertensiven Herzhypertrophie durch chronische Angiotensin-Konversionsenzymhemmung. Z Kardiol 77:53–60
15. Mujais SK, Tarazi RC, Fouad FM, Bravo EL (1983) Reversal of left ventricular hypertrophy with captopril. Clin Cardiol 6:595–602
16. Schulte K-L, Meyer-Sabellek W, Liederwald K, Van Gemmeren D, Eisenhut C, Distler A, Gotzen R (1989) Risk of left ventricular hypertrophy, arrhythmias, and silent myocardial ischemia in untreated patients with systemic hypertension. J Hypertension 7 (Suppl 6):397–398

Neue Aspekte der antihypertensiven Therapie bei Diabetes mellitus

R. G. Bretzel

Ein letal ausgehendes diabetisches Koma ist heute glücklicherweise eine Seltenheit. Die häufigsten Todesursachen bei Diabetikern sind demgegenüber durch vaskuläre Erkrankungen bedingt. So sterben etwa zwei Drittel aller Diabetiker an koronarer Herzerkrankung, apoplektischem Insult oder generalisierter Arteriosklerose. Ein Befall der renalen Gefäße und der glomerulären Schlingenkapillaren führt häufig zu einer diabetischen Nephropathie, die mit etwa 6% in der Todesursachenstatistik bei Diabetikern zu Buche schlägt. Unter den Diabetikern jedoch, die bereits vor ihrem 20. Lebensjahr erkranken, verstirbt jeder 2. Patient letztlich an Nierenversagen [114]. Diabetiker weisen gegenüber altersentsprechenden Nichtdiabetikern ein stark erhöhtes Risiko für eine koronare Herzerkrankung (durchschnittlich 5fach) und für eine Nephropathie (durchschnittlich 15- bis 20fach) auf [146].

Ein Faktor, der neben der Glukosestoffwechselstörung offenbar ganz entscheidend zur Progression einer diabetischen Nephropathie beitragen kann, ist die arterielle Hypertonie [127, 148], die auch die Progression sonstiger vaskulärer Schäden fördert (Retinopathie, Arteriosklerose, Koronarsklerose, Zerebralsklerose). Das gegenwärtige Therapiekonzept bei Diabetes mellitus besteht daher aus einer optimierten Blutzucker- (Normoglykämie bzw. „Nahe-Normoglykämie") und einer strengen Blutdruckeinstellung [127, 148]. Dabei sollte die Begleiterkrankung Diabetes mellitus mit ihren weiteren kardiovaskulären Risikofaktoren Hyperlipidämie (Typ-I- und Typ-II-Diabetiker) und Hyperinsulinämie (übergewichtige Typ-II-Diabetiker oder therapiebedingt bei beiden Typen) die Auswahl der Antihypertensiva bestimmen, so daß generell sog. stoffwechselneutrale Substanzen zu bevorzugen sind.

Epidemiologie der Hypertonie bei Diabetes mellitus

Daß eine arterielle Hypertonie bei Diabetikern viel häufiger vorkommt als bei altersentsprechenden Nichtdiabetikern, hat sich schon in Studien zu Beginn dieses Jahrhunderts gezeigt und ist bereits in frühen Übersichtsarbeiten belegt [1, 112, 113]. In zahlreichen epidemiologischen Untersuchungen wurden schließlich bei Diabetikern Prävalenzraten für eine Hypertonie in Abhängigkeit vom Patientenalter von 10–80% gefunden [32, 37, 54, 68, 155, 180, 183, 197].

Die Rolle einer Hypertonie als progressionsfördernder Faktor für eine diabetische Nephropathie ist unbestritten; ihre Bedeutung als mögliche (Mit)ursache einer diabetischen Nephropathie wird aber immer noch konträr diskutiert. So fand eine dänische Arbeitsgruppe in einer kürzlichen Studie bei Typ-I-Diabetikern ohne Zeichen einer beginnenden Nephropathie (normoalbuminurisch) nicht häufiger eine Hypertonie als bei Nichtdiabetikern (3,9% vs. 4,4%) [138], wogegen ähnliche Patienten einer weiteren dänischen Studie weitaus häufiger (19%) eine Hypertonie aufwiesen [150]. Die Beobachtung, wonach im ganz frühen (mikroalbuminurischen) Stadium der diabetischen Nephropathie bereits 40% der Patienten an einer Hypertonie leiden, könnte ebenfalls dafür sprechen, daß auch bei Typ-I-Diabetikern in vielen Fällen offenbar vor einer beginnenden diabetischen Nephropathie und ihrer renalen Hypertonie eine essentielle Hypertonie vorliegen kann [131, 132]. Für Typ-II-Diabetiker gilt dies zweifelsfrei. So fand sich schon bei Erstmanifestation eines Typ-II-Diabetes bei 1694 deutschen Patienten (Dresden-Studie) in 53% der Fälle gleichzeitig eine arterielle Hypertonie [73]. Sowohl Typ-I- als auch Typ-II-Diabetiker können 3- bis 4mal häufiger eine essentielle Hypertonie aufweisen als altersentsprechende Nichtdiabetiker [73, 150].

Pathomechanismen der Hypertonie bei Diabetes mellitus

Neben der geschilderten renalen Hypertonie im Rahmen einer diabetischen Nephropathie und der essentiellen Hypertonie kann bei Diabetikern gegenüber gleichaltrigen Nichtdiabetikern auch eine isolierte systolische Hypertonie häufiger anzutreffen sein. Diese betrifft vorzugsweise ältere Typ-II-Diabetiker und gewöhnlich männliche Patienten mehr als weibliche [10, 55, 70, 87]. Ursächlich wird eine Störung der Windkesselfunktion der Aorta und eine herabgesetzte Elastizität der großen Arterien durch Atherosklerose und Mediasklerose angenommen, die bei Diabetikern übernormal häufig anzutreffen sind [162].

An pathogenetischen Faktoren für eine diabetische Nephropathie (Glomerulosklerose) sind metabolische und hormonelle, hämodynamische, hämostasiologische, immunologische und genetische Faktoren bekannt [20]. Unumstritten und wohl von größter Bedeutung sind die hämodynamischen und metabolisch-hormonellen Faktoren. So ist im initialen Stadium des Diabetes eine Hyperperfusion der Nieren und Glomerula zu verzeichnen, was zu einer Steigerung des renalen Plasmaflusses und der glomerulären Filtrationsrate führt und in einer vermehrten Proteinablagerung an der Basalmembran resultieren kann [81]. Als mögliche Mediatoren der initialen Hyperperfusion und Hyperfiltration der Glomerula gelten die Hyperglykämie, der Insulinmangel, eine Zunahme des Plasmavolumens mit konsekutiver Erhöhung der Konzentration an atrialem natriuretischem Peptid (ANP), eine Verminderung von Renin, ein vermindertes Ansprechen auf Katecholamine und Angiotensin II, eine vermehrte Produktion vasodilatatorischer Prostaglandine und ein Mangel an myo-Inosit. Letztlich ist die Ursache nicht bekannt, wahrscheinlich handelt es sich um ein multifaktorielles Geschehen.

Ein wesentlicher Faktor, der zur Basalmembranverdickung führt, ist die nichtenzymatische Glykosylierung der Basalmembranproteine. Nach neueren Erkenntnissen kann eine fortgeschrittene Glykosylierung solcher Strukturproteine über eine Makrophagenaktivierung schließlich zu einem chronischen Entzündungsprozeß im Rahmen der generalisierten Mikroangiopathie führen [24].

Zahlreiche weitere Basalmembranstoffwechselstörungen sind untersucht worden; verschiedene Komponenten der glomerulären Basalmembran sind beim Diabetes qualitativ oder in ihrem prozentualen Anteil verändert. Außerdem ist die insulinabhängige Clearancefunktion der mesangialen Zelle beim Insulinmangeldiabetes herabgesetzt. Weitere Faktoren, wie eine Änderung der elektrostatischen Aufladung im Basalmembranbereich, eine gesteigerte Aktivität der Aldosereduktase mit Anreicherung von Sorbit ist auch in den Glomerula ähnlich dem Nervengewebe bei Diabetikern nachgewiesen; auch wird eine verminderte Konzentration an myo-Inosit diskutiert. Ebenso kommt es zu einer Herabsetzung der Aktivität der Na^+-K^+-ATPase, was schließlich insgesamt dazu führen mag, daß sich das Mesangium verbreitert und sich die Filtrationscharakteristik der Basalmembran ändert.

Zwei große Studien bei Typ-I-Diabetikern [Steno-Memorial-Hospital-Studie, Gentofte (Dänemark), und Joslin-Clinic-Studie, Boston (USA)] ergaben eine kumulierte Inzidenzrate für die diabetische Nephropathie von etwa 25% bei einer Diabetesdauer von 20 Jahren und etwa 40% nach 40 Jahren Diabetes (Abb. 1). Untersuchungen an Typ-II-Diabetikern (Pima-Indians-Studie, USA; Osaka-Studie, Japan) erbrachten, daß auch Typ-II-Diabetiker eine diabetische

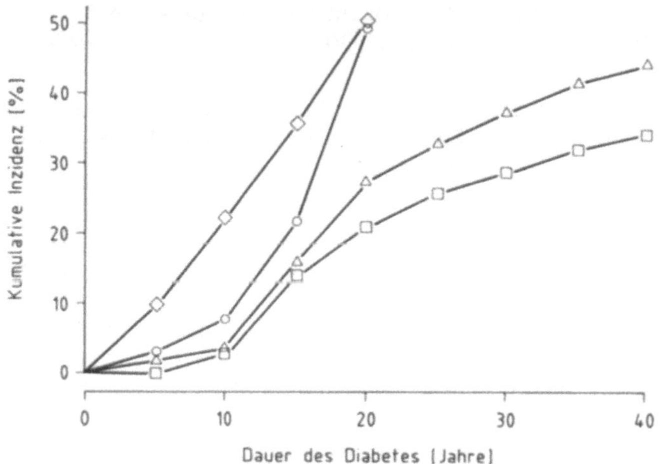

Abb. 1. Kumulierte Inzidenz für eine Nephropathie bei Typ-I-Diabetikern [Steno-Memorial-Hospital-Studie (△) und Joslin-Clinic-Studie (□)] und Typ-II-Diabetikern [Osaka-Studie (◇) und Pima-Indians -Studie (○)] in Abhängigkeit von der Diabetesdauer

Nephropathie entwickeln können. Die kumulierten Inzidenzraten lagen durchschnittlich noch höher als bei Typ-I-Diabetikern: nach 10 Jahren Diabetes betrugen sie 10–20%, nach 20 Jahren Diabetes in beiden Studien bereits 50%. Mit der diabetischen Nephropathie einher geht aber in einem hohen Prozentsatz der Fälle eine arterielle Hypertonie, wie sich am eindrucksvollsten bei Langzeituntersuchungen an Typ-I-Diabetikern beweisen ließ [32, 40, 130, 131, 138, 225].

Als entscheidend für den weiteren Verlauf der diabetischen Folgeschäden hat sich die Früherkennung einer beginnenden drohenden (inzipienten) diabetischen Nephropathie erwiesen. War der klassische Marker der diabetischen Nephropathie eine Proteinurie, so hat sich gleichzeitig gezeigt, daß durchschnittlich 10 Jahre nach Einsetzen der Proteinurie die glomeruläre Filtrationsleistung aufgebraucht und der Patient damit einer Nierenersatztherapie in Form einer Dialyse oder Nierentransplantation zuzuführen ist. Als Marker der Früherkennung gilt die Ausscheidung von Albumin in einem Konzentrationsbereich von 30–300 mg in 24 h. Für das Frühscreening stehen bereits ausreichend zuverlässige Tests auch für die Selbstkontrolle zur Verfügung (Rapitest, Behring-Werke; Mikrobumintest, Bayer-Diagnostic; Micraltest, Boehringer Mannheim). Ein mit Screeningtests positiv identifizierter Befund bedarf jedoch der Bestätigung durch eine quantitative Analyse mittels Radioimmunoassay, Immundiffusionsmethode oder ELISA-Verfahren. Auch ist zu fordern, daß innerhalb von 3 Monaten bei 3maliger Bestimmung sich der positive Befund bestätigt. Erst dann sollte man von einer manifesten Mikroalbuminurie ausgehen.

Eine Mikroalbuminurie hat sich als prognostisch äußerst wichtiger Faktor im Hinblick auf das spätere Auftreten einer Proteinurie und damit einer manifesten diabetischen Nephropathie bei Typ-I- und Typ-II-Diabetikern erwiesen [6, 119, 128, 129, 152, 202, 203]. So ist bei Typ-I-Diabetikern mit einer gesicherten Mikroalbuminurie während eines Beobachtungszeitraums von 7–14 Jahren hinweg festgestellt worden, daß in nahezu 90% der Fälle es zur Ausbildung einer Proteinurie kam [129, 203]. Demgegenüber trat nur bei 4% der Patienten, die initial keine Mikroalbuminurie hatten, eine Proteinurie auf. Daraus ergibt sich formal rechnerisch aufgrund beider Studien für Typ-I-Diabetiker mit Mikroalbuminurie ein 24- bis 86fach erhöhtes Risiko, eine Proteinurie und damit eine diabetische Nephropathie zu bekommen. Für mikroalbuminurische Typ-II-Diabetiker konnte bei gleicher Ausgangslage ein etwa 4fach erhöhtes Risiko für das spätere Auftreten einer manifesten diabetischen Nephropathie identifiziert werden [128].

Eine Proteinurie schließlich bedingt dann eine Exzeßmortalität, die bei Typ-I-Diabetikern gegenüber altersentsprechenden Normalpersonen das 25fache (20 bzw. 50 Jahre alte Patienten) bis 100fache (Risiko für 35 Jahre alte Patienten) beträgt [18].

War in früherer Zeit die Behandlung der (renalen) Hypertonie bei bereits eingetretener (proteinurischer) diabetischer Nephropathie von Wichtigkeit, so gilt heute unsere ganze Aufmerksamkeit der Früherkennung der incipienten (mikroalbuminurischen) diabetischen Nephropathie mit der damit in 40% der

Fälle bereits bestehenden und bekanntermaßen progressionsfördernden Begleithypertonie und ihrer Behandlung [79, 126, 127, 139, 149]. Darüber hinaus hat sich das wissenschaftliche und klinische Interesse in der letzten Zeit verstärkt der essentiellen Hypertonie beim Diabetiker noch ohne Zeichen einer Nephropathie zugewendet, dies um so mehr, als möglicherweise der essentiellen Hypertonie doch eine kausale Rolle bei der Entstehung einer diabetischen Nierenschädigung beigemessen werden muß, wie eingangs geschildert wurde.

Es werden mehrere Faktoren postuliert, die zur Entstehung der essentiellen Hypertonie bei Diabetikern führen können:

- Genetische Faktoren,
- Störung des Na^+-Li^+-Transportsystems u. a.,
- Herabgesetzte Aktivität der Na^+-K^+-ATPase,
- Herabgesetzte Aktivität der Ca^+-Mg^+-ATPase,
- Erhöhte zelluläre Konzentration von cAMP,
- Gesteigerte Ansprechbarkeit des Adenylatzyklasesystems auf Katecholamine,
- Erhöhte Stimulierbarkeit durch Noradrenalin und Angiotensin II,
- Größere zelluläre Dichte an β-adrenergen Rezeptoren,
- Natriumüberladung,
- Hyperinsulinämie.

In den letzten Jahren häufen sich Befunde aus Familienstudien, die für eine genetische Prädisposition zur essentiellen Hypertonie sprechen [96, 101, 156, 177, 204]. Seit längerem schon geht man auch von einer durch die Hyperglykämie bedingten extrazellulären Volumenüberladung aus [28]. Dazu tritt bei beiden Diabetestypen häufig eine Natriumüberladung auf [39, 61], und die Plasmareninspiegel sind in der Regel erniedrigt oder normal [8, 30, 39, 211]. Die Plasmakonzentrationen von atrialem natriuretischem Peptid (ANP) sind erhöht, und erste Daten legen einen Zusammenhang zwischen erhöhter ANP-Konzentration und Hyperinsulinämie bzw. Insulinresistenz nahe [92]. Ferner kann eine gesteigerte Ansprechbarkeit der arteriellen Gefäße des Diabetikers gegenüber vasopressorischen Substanzen wie Noradrenalin und Angiotensin II nachgewiesen werden [29, 212, 213]. Schließlich kann auch eine Störung des Kallikrein-Kinin-Prostaglandin-Systems vorliegen [58, 115, 217]. Außerdem konnten Störungen verschiedener transmembranöser Ionentransportsysteme (Na^+-K^+-ATPase; Gegentransportsysteme für Na^+-H^+, Na^+-Li^+ und Ca^+-Mg^+) nachgewiesen werden [7, 25, 35, 44, 46, 64, 77, 91, 125, 136, 147, 166].

Mehrere der geschilderten Pathomechanismen der essentiellen Hypertonie, wie eine Natriumretention, ein veränderter transmembranöser Ionentransport und dazu eine gesteigerte Sympathikusaktivität, können durch Insulin hervorgerufen werden [34, 41, 77, 174, 176]. Dadurch sind Begriffe wie Hyperinsulinämie und Insulinresistenz ganz in das Zentrum des wissenschaftlichen und klinischen Interesses an der Pathogenese und Therapie der essentiellen Hypertonie des Diabetikers gerückt. Erkrankungen, die mit einer Insulinresistenz assoziiert sein können, sind:

Primäre Insulinresistenz:

- Typ-II-Diabetes mellitus,
- Essentielle Hypertonie.

Sekundäre Insulinresistenz:

- Adipositas,
- Cushing-Syndrom,
- Hyperthyreose,
- Leberzirrhose,
- Schwangerschaft,
- Infektionen,
- Postaggressionsyndrom.

Vor dem Hintergrund einer zusätzlichen Bedeutung von Insulin als wahrscheinlich atherogenem und kardiovaskulärem Risikofaktor [2, 72, 186–188] ist eine getrennte Betrachtung des durch Übergewicht und Insulinresistenz oder iatrogen durch den unphysiologischen Weg einer peripheren Insulinapplikation bedingten Phänomens „Hyperinsulinämie" berechtigt.

Hyperinsulinämie und Insulinresistenz bei essentieller Hypertonie

Verschiedene Studien belegen, daß Patienten mit einer essentiellen Hypertonie häufiger eine gestörte Glukosetoleranz aufweisen und häufiger einen Typ-II-Diabetes entwickeln als altersentsprechende, normotensive Personen [87, 125, 164]. Bereits in den 20er Jahren dieses Jahrhunderts wurde eine arterielle Hypertonie als prädiabetischer Zustand bezeichnet [113]. Seit der Möglichkeit, radioimmunologisch Insulin im Serum bestimmen zu können, wurde wiederholt gezeigt, daß die Glukosetoleranzstörung bei essentieller Hypertonie mit Hyperinsulinämie und Insulinresistenz einhergehen kann [11, 47, 137]. Selbst wenn die Patientendaten um den Faktor Übergewicht bereinigt werden, läßt sich noch eine Korrelation zwischen Hyperinsulinämie/Insulinresistenz und dem Blutdruck feststellen [125], auch bei Kindern [66, 206]. Bereits unter normaler Kost und Nahrungszufuhr scheinen Patienten mit essentieller Hypertonie während des gesamten Tagesablaufs eine erhebliche Hyperinsulinämie bis zu doppelt so hohen Werten wie Normalpersonen aufzuweisen [181]. Mit der „euglykämischen Insulinclampmethode" und anderen Verfahren ließ sich schließlich elegant beweisen, daß bei essentieller Hypertonie eine periphere Insulinresistenz besteht [62, 178]. Dabei ist nach klinischen und tierexperimentellen Untersuchungen die essentielle Hypertonie eher die Folge als die Ursache der Insulinresistenz/Hyperinsulinämie [66, 82, 206]. Die Zusammenhänge erklären sich aus den bereits geschilderten Insulineffekten: Natriumretention, Modifikation des transmembranösen Ionentransports und Steigerung der Sympathikusaktivität. Auch eine verminderte Kallikrein-Kinin-Prostaglandin-Produktion scheint mit einer Insulinresistenz zu korrelieren und konnte durch Gabe von Bradykinin ausgeglichen werden [49, 88, 221].

Es ist bei unseren Bemühungen um eine strikte Blutzuckereinstellung beim Typ-I-Diabetiker durch intensivierte Insulintherapie stets mit in Betracht zu ziehen, daß wir wegen der gegenwärtig klinisch noch einzig praktikablen Insulinapplikation in die Peripherie (subkutan, intramuskulär) und der damit verbundenen Umgehung der ersten Leberpassage, bei der normalerweise 50% des Insulins gebunden werden, gezwungenermaßen unphysiologisch hohe Insulinkonzentrationen in der Blutzirkulation induzieren und damit auch bei Typ-I-Diabetikern zur Entstehung einer Hypertonie und Atherosklerose beitragen können. In die Bauchhöhle implantierte Insulinpumpen mit der damit einhergehenden physiologischen Insulinabgabe in das Portalvenensystem (nach peritonealer Absorption) führen hingegen nicht zu einer Hyperinsulinämie, wie sich in ersten Langzeitstudien an Typ-I-Diabetikern gezeigt hat (Micossi, persönliche Mitteilung).

Typ-II-Diabetiker schließlich sind häufig übergewichtig (etwa 85% der Patienten) und hyperinsulinämisch, wobei Patienten mit einem androiden Adipositastyp offenbar häufiger eine Hyperinsulinämie und Insulinresistenz besitzen [42, 59, 98]. Aber selbst bei normalgewichtigen Typ-II-Diabetikern ist dieser Risikofaktor häufig anzutreffen, und es scheint unter Familienangehörigen dieser Patienten eine genetische Prädisposition zur Insulinresistenz vorzuherrschen [43, 210]. Schließlich kann eine Hyperinsulinämie über eine Downregulation von Anzahl und Affinität der Insulinrezeptoren an den Zielzellen eine Insulinresistenz induzieren oder verstärken [71, 118, 172].

Warum bei einem hohen Prozentsatz dieser Patienten sich schließlich ein konsekutives β-Zellsekretionsversagen entwickelt und die Patienten sekundär insulinpflichtig werden, war bis vor kurzem außer der häufig geäußerten, wissenschaftlich aber nicht belegten Ansicht einer „β-Zellerschöpfung" völlig ungeklärt. Durch die kürzliche Entdeckung eines Inselamyloidpolypeptids (IAPP, „Amylin"), das zusammen mit Insulin äquimolar neben Proinsulin und C-Peptid aus den β-Zellgranula sezerniert wird, scheint ein Bindeglied zwischen Insulinresistenz und konsekutivem β-Zellversagen gefunden zu sein (Abb. 2). Amylin kann nach Injektion eine Insulinresistenz auslösen und findet sich als Hauptbestandteil der eigentlich schon lange bekannten Amyloidablagerungen in den Langerhans-Inseln von Diabetikern [33, 56, 90, 94, 107, 142, 143, 160, 218, 219].

Die Konstellation einer veränderten insulinstimulierten Glukoseaufnahme der Zielzellen (Muskel-, Fett- und Leberzellen), einer Glukoseintoleranz, einer Hyperinsulinämie, einer Erhöhung der VLDL-Triglyzeride, einer Verminderung des HDL-Cholesterins und einer Hypertonie auf dem Boden des gemeinsamen Merkmals Insulinresistenz wurde auch als Syndrom X [163] bezeichnet

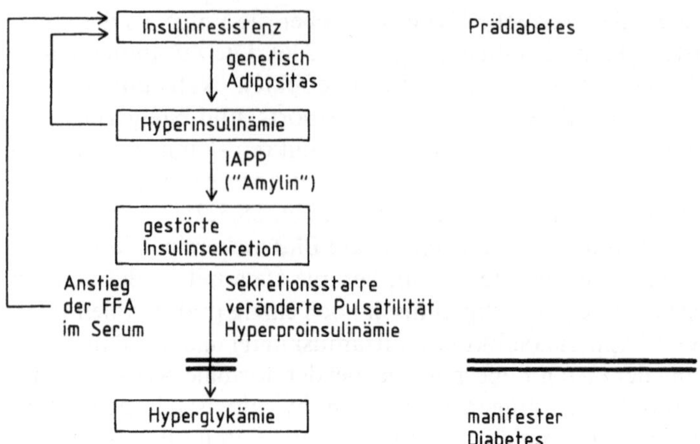

Abb. 2. Pathomechanismus des gestörten Insulin-Glukose-Stoffwechsel bei essentieller Hypertonie

und stellt ein hohes kardiovaskuläres Risiko dar, mit dem dieser Personenkreis (z. B. Diabetiker) konfrontiert ist.

Therapie der Hypertonie bei Diabetes mellitus

Wie bereits ausgeführt, stellt die bei Diabetikern mit einer Hypertonie häufig gleichzeitig vorherrschende Hyperinsulinämie einen eigenen Risikofaktor für eine Atherosklerose dar und steigert damit das hypertoniebedingte arteriosklerotische Risiko [51, 70, 223]. Die allein mit einer Hypertonie bereits verbundenen negativen Auswirkungen auf das kardiovaskuläre System (Makroangiopathie) und die Mikroangiopathie von Typ-I- und Typ-II-Diabetikern müssen nicht erst noch betont werden [32, 83]. Die Insulinresistenz stellt das Bindeglied dar zwischen Stoffwechselstörung und Hypertonie. Hyperglykämie und Hypertonie gehen beim Diabetiker eine ganz ungesunde Partnerschaft ein („bad companions" [95]). Mittlerweile bezeichnen manche Autoren die essentielle Hypertonie auch bereits als Stoffwechselerkrankung.

Ziel unserer Therapiebemühungen muß zunächst eine optimale Blutzuckereinstellung (Normoglykämie, „Nahe-Normoglykämie") sein. Im Rahmen dieser Übersicht kann nur betont werden, daß hierzu alle erprobten Maßnahmen im Einzelfall ergriffen werden müssen, wie eine Gewichtsreduktion, regelmäßige dynamische körperliche Betätigung, diätetische Maßnahmen, geeignete orale Antidiabetika (Sulfonylharnstoffe und Biguanide), intensivierte konventionelle Insulintherapie und gegebenenfalls auch Kombinationsbehandlung mit Sulfonylharnstoffen, gestützt auf die erprobten Pfeiler Schulung und Selbstkontrolle.

Allgemeinmaßnahmen

Vor einer medikamentösen Hochdrucktherapie sollten unspezifische Allgemeinmaßnahmen zur Beseitigung der Insulinresistenz getroffen werden. Bewiesene günstige Effekte auf eine Insulinresistenz und Hyperinsulinämie dürfen von einer Reduktion des Körpergewichts übergewichtiger Patienten (auf Normalgewicht) und regelmäßiger körperlicher Bewegung erwartet werden [12, 17]. Damit einher geht eine Senkung des Blutdrucks, der peripheren arteriellen Gefäßwiderstände und eine Verbesserung des Blutlipidprofils [89, 103]. Selbst bei nichtadipösen Hypertonikern kann ein regelmäßiges körperliches Training eine Verbesserung der Blutdruckeinstellung bewirken [60]. Dabei kann der blutdrucksenkende Effekt einer Gewichtsabnahme sogar stärker ausgeprägt sein als der vergleichbare Effekt einer antihypertensiven Therapie mit β-Blockern [111, 165]. Weiterhin sind anzustreben eine Begrenzung der Kochsalzzufuhr (5–6 g NaCl pro Tag) und des Alkoholgenusses (unter 30 g pro Tag), kein Nikotinkonsum, Abbau von Streßbelastungen durch gegebenenfalls Verhaltenstraining, eine Beschränkung der Fettzufuhr (unter 80 g pro Tag; gesättigte:einfach ungesättigte:mehrfach ungesättigte Fettsäuren 1:1:1) und der Cholesterinzufuhr (unter 300 mg pro Tag) sowie eine Erhöhung des Ballaststoffgehaltes der täglichen Nahrung auf mehr als 40 g bzw. 25 g pro 1000 Kalorien [3, 50, 85, 90, 144, 145, 184]. Im Stadium der diabetischen Nephropathie hat sich eine Beschränkung der täglichen Eiweißaufnahme auf 40 g oder 0,8 g/kg KG bewährt, wobei schon nach 3 Monaten gute Erfolge zu verzeichnen waren [22]. Ob diese Empfehlungen bereits für das Stadium der Mikroalbuminurie gelten sollten, ist Gegenstand derzeitiger Diskussionen. Hypertensive Patientinnen sollten andere Kontrazeptionsmaßnahmen als die Pille bevorzugen [215]. Da insbesondere ältere Diabetiker häufig multimorbid sind und oft gleichzeitig mit mehreren Medikamenten behandelt werden, muß nach der Einnahme von Medikamenten gefragt werden, die eine Blutdruckerhöhung bewirken können. Hierzu zählen nichtsteroidale Antirheumatika, Schilddrüsenhormone, Sympathikomimetika, Glukokortikoide und Mineralokortikoide, Anabolika, Androgene und Monoaminooxidasehemmer.

Medikamentöse Maßnahmen

Eine strenge antihypertensive Therapie im Rahmen der incipienten diabetischen Nephropathie (Mikroalbuminurie) und noch im Stadium der manifesten diabetischen Nephropathie (Proteinurie, „Makroalbuminurie") hemmt ganz wesentlich die Progredienz der Nierenschädigung, sofern der bei unbehandelten Diabetikern zu beobachtende, kontinuierliche glomeruläre Filtrationsverlust als Maß dient. Unter streng antihypertensiver Therapie kann die monatliche Verlustrate durchschnittlich auf ein Viertel des Ausgangswertes verringert werden [21, 22, 27, 79, 127, 149] (Tabelle 1). Diese Effekte wurden i. allg. mit sog. konventionellen Antihypertensiva wie Diuretika (Thiazide), β-Blockern und zentralen α_2-Stimulatoren (Clonidin) erzielt.

Tabelle 1. Verlustrate an glomerulärer Filtrationsleistung und Effekte verschiedener Interventionsmaßnahmen. Kumulierte Daten nach Angaben in der Literatur und eigenen Untersuchungen

		Verlust [ml/min]
Jährlich:	Nichtdiabetiker[a]	1,3
	Diabetiker	12,0
Monatlich:	Diabetiker	
	– ohne spezifische Therapie	0,99
	– optimale Stoffwechsellage	0,70
	– antihypertensive Therapie	0,25
	– Eiweißarme Diät	0,30

[a] Älter als 45 Jahre

Wegen der gesteigerten Empfindlichkeit der Nieren des Diabetikers und seinem allgemein erhöhten atherosklerotischen und kardiovaskulären Risiko [100, 185], gehen die Empfehlungen dahin, bei Diabetikern bereits eine milde Hypertonie als ernsthaften Risikofaktor zu betrachten und frühzeitig mit einer in der Regel lebenslangen Hypertoniebehandlung zu beginnen [226]. Dadurch rückt das metabolische Nebenwirkungsprofil der Diuretika (Thiazide) und β-Blocker (insbesondere nichtkardioselektive Blocker) aber ganz in den Vordergrund [4, 214].

Die in kontrollierten Studien (Framingham-Studie und andere) ausbleibende Reduktion der Herzinfarktrate trotz Blutdrucksenkung, wird retrospektiv auf ungünstige Stoffwechseleffekte der Antihypertensiva zurückgeführt [75, 123, 200, 201]. So setzen Diuretika und β-Blocker die Glukosetoleranz herab, führen zu Blutfettstörungen (Erhöhung der Triglyzeride und des LDL-Cholesterins, Erniedrigung des HDL-Cholesterins), Hyperurikämie und Hypokaliämie, Faktoren, die das kardiovaskuläre und atherosklerotische Risiko erhöhen und so dem günstigen Trend einer Blutdrucksenkung entgegenwirken [5, 19, 26, 38, 69, 78, 104, 106, 122, 135, 161, 189, 191, 208, 222, 227].

In 2 prospektiven skandinavischen Studien über 9–12 Jahre konnte gar gezeigt werden, daß eine Langzeittherapie mit Diuretika und β-Blockern bei (prädisponierten) Frauen und Männern mit einer essentiellen Hypertonie die Entstehung eines Typ-II-Diabetes mellitus in erheblichem Maße (durchschnittlich 3- bis 11mal häufiger) fördern kann [14, 15, 182]. Während einer 12jährigen prospektiven Studie an initial 1462 schwedischen Frauen mittleren Alters der Göteborg-Region entwickelten unbehandelte Patientinnen mit einer milden essentiellen Hypertonie in keinem Fall einen Diabetes. In den behandelten Fällen trat ein Typ-II-Diabetes unter Diuretikatherapie im Mittel 3,4mal, unter β-Blockertherapie 5,7mal und unter kombinierter Diuretika- mit β-Blockertherapie gar 11,5mal häufiger auf [13]. Bei einer vergleichbaren prospektiven Studie an schwedischen Männern mittleren Alters der Uppsala-Region – initial wiesen aus 2322 Teilnehmern 174 Patienten eine essentielle Hypertonie auf – entwickelte sich in den mit Antihypertensiva (hauptsächlich β-Blocker und/oder Thiazide) behandelten Fällen in 12/73 (17%) ein Typ-II-Diabetes, in der unbehandelten Kontrollgruppe nur in 2/65 (3%), so daß auch bei Männern offenbar unter „konventioneller" Hochdrucklangzeittherapie etwa 5mal häufiger mit einem Diabetes zu rechnen ist [182].

Selbst unter der Therapie mit theoretisch günstigeren, weil höher kardioselektiven β_1-Blockern wie Atenolol und Metoprolol mußte in einer kürzlich veröffentlichten, randomisierten, doppelblindkontrollierten Crossoverstudie eine Verminderung der Insulinsensitivität und eine Erhöhung der Nüchterninsulinspiegel im Blut mit Erhöhung des Blutzuckers und der Konzentration von glykosyliertem Hämoglobin und damit die Ausbildung einer, wenn auch nicht ausgeprägten Insulinresistenz konstatiert werden [159]. Damit einher ging auch eine Erhöhung der Triglyzeride und des LDL-Cholesterins sowie eine Senkung des HDL-Cholesterins [159].

Dabei sind die Auswirkungen von Diuretika (Thiazide) und β-Blockern auf die Blutfette auch quantitativ erheblich. Unter Thiaziden werden Triglyzeridkonzentrationserhöhungen bis zu 50% und Gesamtcholesterin- und LDL-Cholesterinkonzentrationserhöhungen um 10–20% bei meist unveränderten HDL-Cholesterinkonzentrationen beschrieben [102]. Unspezifische β-Blocker (Propranolol und Sotalol) erhöhen die Konzentration der Gesamttriglyzeride um 20–25%, die des VLDL-Cholesterins um ca. 24% und senken die Konzentration des antiatherogenen HDL-Cholesterins um im Mittel 13% [102]. Die kardioselektiven β-Blocker (Atenolol und Metoprolol) erhöhen die Konzentration der Gesamttriglyzeride um 16–29%, wobei die Konzentration des Gesamt- und des LDL-Cholesterins unverändert bleiben und die Konzentration des HDL-Cholesterins um 7–10% gesenkt wird. β-Blocker mit „intrinsic stimulating activity" (ISA; Oxprenolol, Pindolol, Acebutolol und Mepindolol) erhöhen die Konzentration der Gesamttriglyzeride je nach Studie und Präparat um 4–32% und lassen die des HDL-Cholesterins unverändert oder vermindern sie bis zu 12% [102]. Pindolol allerdings soll die Konzentration des antiatherogenen HDL-Cholesterins um durchschnittlich um 9% erhöhen können [102]. Die überwiegend negativen Effekte von β-Blockern auf das Lipidprofil sind in der Regel binnen weniger Stunden nach der Einnahme der Präparate schon nachzuweisen.

Zieht man das Ergebnis von primären Interventionsstudien in den USA (LRC-CPTT) mit dem Cholesterinsenker Cholestyramin und in Finnland (Helsinki-Study) mit dem Fibrat Gemfibrozil in Betracht, wonach eine Senkung der Konzentration des Gesamtcholestrins um 1% bereits eine Verminderung des Herzinfarktrisikos um 2% bewirkte bzw. die Senkung der Konzentration des Gesamtcholesterins um 8,5%, der Triglyzeride um 34,5% und die Erhöhung der Konzentration des HDL-Cholesterins um 8,7% das Infarktrisiko um 34% verringerte [67, 109], so muß festgestellt werden, daß die Nebenwirkungen von Diuretika und β-Blockern eine ganz erhebliche Steigerung des kardiovaskulären Risikos bedingen und leider diesbezüglich immer noch unterschätzt werden. Da Diabetiker selbst nach optimaler Korrektur der Hyperglykämie häufig noch eine Hyperlipidämie aufweisen [143], sollten hypertensive Typ-I- und Typ-II-Diabetiker als Hochrisikopatienten nur mit stoffwech-selneutralen Antihypertensiva behandelt werden.

Weiterhin sollte man beachten, daß Thiazide eine bei Diabetikern ohnehin oft anzutreffende erektile Impotenz fördern [110, 134] und eine orthostatische Hypotension auslösen können. β-Blocker können eine Impotenz ebenfalls för-dern [134] und den Blutfluß bei peripherer arterieller Verschlußkrankheit fatal vermindern [31, 97, 141, 207]. Außerdem mag die Erkennbarkeit von Hypo-glykämien unter β-Blockertherapie durch Ausbleiben der sympathischen Ge-genregulation für den Patienten erschwert sein [31, 141, 207].

Demgegenüber erwiesen sich Antihypertensiva vom Typ der Angiotensin-converting-Enzym(ACE)-Hemmer und Kalziumantagonisten bezüglich des Glukose- und Lipidstoffwechsels in der weit überwiegenden Mehrzahl der Studien als neutral [65, 76, 105, 120, 140, 153, 179, 193–196, 198, 205, 209]. Bei Diabetikern gegeben, scheinen ACE-Hemmer die Insulinsensitivität sogar ver-bessern zu können [63, 120, 157, 167–171].

α_1-Rezeptorenblocker (Prazosin, Doxazosin, Urapidil) sind zwar nicht stoffwechselneutral, sie haben aber einen günstigen Effekt auf das Lipidprofil durch Senkung der Konzentration der Gesamttriglyzeride im Mittel um 7–9%, des LDL-Cholesterins um 10% und Erhöhung der Konzentration des HDL-Cholesterins um 3–6% [102, 192]. Sie (Prazosin, Urapidil) bedingen zudem keine Verschlechterung des Glukosestoffwechsels [108, 220] und schei-nen demgegenüber sogar die Insulinsensitivität zu verbessern [158].

Wohl aus Gründen noch fehlender Langzeitstudien zur Therapie des Hoch-drucks bei Diabetikern mit diesen Substanzgruppen, konnte sich die Deutsche Diabetesgesellschaft zusammen mit der Deutschen Liga zur Bekämpfung des hohen Blutdruckes in ihrer kürzlichen Stellungnahme 1989 aber noch nicht zu einer ausschließlichen Empfehlung der stoffwechselneutralen Substanzen ACE-Hemmer und Kalziumantagonisten für Diabetiker entschließen, sieht jedoch durch diese Substanzgruppen „gegenwärtig interessante Perspektiven eröffnet" [45]. Es sollen daher die Ergebnisse erster Kurzzeitstudien zur Thera-pie der Hypertonie bei Typ-I- und Typ-II-Diabetikern mit ACE-Hemmern und Kalziumantagonisten und ihrer Auswirkungen auf die diabetische Nephropa-thie geschildert werden. Außerdem wird über die Fragestellungen zwischen-zeitlich angelaufener Langzeitstudien berichtet. Zur Therapie mit α_1-Rezepto-renblockern bei Diabetikern unter der Fragestellung Beeinflussung des Ver-laufs der diabetischen Nephropathie sind bisher keine Studien bekannt.

Erstmals 1985 wurde über eine Reduktion der Proteinurie bei Typ-I- und Typ-II-Diabetikern mit Nephropathie durch Blutdrucksenkung mit einem ACE-Hemmer berichtet [190], was sich in weiteren Studien wenig später bestä-tigen ließ [80, 151] (Tabelle 2). Andere Autoren fanden während der ACE-Hemmertherapie eine Zunahme oder eine unverändert ausgeprägte Protein-urie [16, 36, 74, 199, 224]. Beobachtungen, wonach im Stadium einer incipien-ten Nephropathie (Mikroalbuminurie) die Urinausscheidung von Albumin durch ACE-Hemmer signifikant vermindert oder normalisiert werden konnte und ob die Patienten nun initial eine Hypertonie [9] oder Normotonie [84, 116, 117, 124, 154, 173, 175] aufwiesen, legen den Schluß nahe, daß ACE-Hemmer

Tabelle 2. Untersuchungen zum Einsatz von ACE-Hemmern bei hypertensiven Typ-I- und Typ-II-Diabetikern. Ausgewählte Beispiele, Stand März 1989. *MIALB* Mikroalbuminurie, *PROT* Proteinurie, *GFR* glomeruläre Filtrationsrate, *RPF* renaler Plasmafluß, *S-KRE* Serumkreatinin

Diabetestyp	Auswirkung
1) Diabetes + Normotonie ohne MIALB	
Typ I [121]	MIALB ▼
	GFR/RPF ±
2) Diabetes + Normotonie + MIALB	
Typ I [124]	MIALB ▼
Typ I/II [116, 117]	MIALB ▼
3) Diabetes + Hypertonie + MIALB	
Typ II	MIALB ▼
	GFR ±
4) Diabetes + Hypertonie + Proteinurie	
Typ I [16]	PROT ± /GFR-VERLUST ▼
Typ I [79, 80]	PROT ▼ /GFR ±
Typ I/II [190]	PROT ▼
Typ I/II [74]	PROT ▲ /S-KRE ▲
Typ II [199]	PROT ± /GFR ±

offenbar unabhängig von systemischen Blutdruckeffekten eine lokale renale Wirkung haben müssen. Auch bei normotensiven, normoalbuminurischen Typ-I-Diabetikern senken ACE-Hemmer die Albuminexkretion innerhalb des Normalbereiches weiter ab [121].

Die „nephroprotektive" Wirkung von ACE-Hemmern erklärt man sich durch eine Kupierung der glomerulären Hyperfiltration-Hyperperfusion nach Dilatation des Vas efferens [121, 228, 229], ein Effekt, der allerdings bei diabetischen Kindern nicht nachgewiesen werden konnte [53]. Zu diskutieren ist ferner neben der reduzierten Bildung von Angiotensin II auch eine Hemmung des Abbaus von Kininen und damit eine vermehrte Freisetzung von Prostaglandinen, was gleichzeitig die Aufhebung der Insulinresistenz erklären ließe [48, 170], sowie eine direkte Veränderung der Filtrationscharakteristik der glomerulären Basalmembran [133].

Inzwischen sind weitere Studien zu Effekten einer Therapie mit ACE-Hemmern bei diabetischer Nephropathie, allerdings erst in Abstractform, erschienen. Ergebnisse einer prospektiven Langzeitstudie zur therapeutischen Sicherheit eines ACE-Hemmers (Perindopril) bei der Hochdrucktherapie von Typ-II-Diabetikern, an der wir beteiligt sind, werden am Ende des Jahres (1990) erwartet (P.U.T.S.-Studie). Von Perindopril ist ebenfalls eine Reduzierung der Mikroalbuminurie bei Diabetikern beschrieben worden [23].

Ginge man allein von hämodynamischen Effekten aus, so mußte man annehmen, daß Kalziumantagonisten mit ihrer dilatatorischen Wirkung vor-

Tabelle 3. Untersuchungen zum Einsatz von Kalziumantagonisten bei hypertensiven Typ-I-
und Typ-II-Diabetikern. Ausgewählte Beispiele, Stand März 1989. *MIALB* Mikroalbuminurie, *GFR* glomeruläre Filtrationsrate

Diabetestyp	Auswirkung
1) Diabetes + Normotonie + MIALB (Typ I) [124]	MIALB ▲
2) Diabetes + Hypertonie ± MIALB (Typ I) [93]	MIALB ± /GFR ▲
3) Diabetes + Hypertonie + MIALB (Typ II) [9]	MIALB ▼/GFR ±

zugsweise am Vas afferens eine intraglomeruläre Drucksteigerung und Hyper-
perfusion-Hyperfiltration möglicherweise noch vestärken. Ein Einsatz dieser
Substanzen bei diabetischer Nephropathie wurde daher zunächst als kritisch
angesehen. In ersten Kurzzeituntersuchungen bei normotensiven, mikroalbuminurischen Typ-I-Diabetikern wurde auch eine Zunahme der Mikroalbuminurie beobachtet [124] (Tabelle 3). Bei hypertensiven Typ-I- oder Typ-II-Diabetikern mit Mikroalbuminurie konnte jedoch ein Rückgang der Albuminausscheidung [9, 52] oder wenigstens kein weiteres Ansteigen erzielt werden [93].

Die Wirkung von Kalziumantagonisten an der Niere könnte durch eine
Vasodilatation (Vas afferens, weniger Vas efferens), eine Hemmung der tubulären Natriumrückresorption, eine Normalisierung erniedrigter Plasmarenin-
konzentrationen und erhöhter ANP-Spiegel sowie durch hämorheologische
Effekte einschließlich einer Beeinflussung des Prostaglandinhaushaltes erklär-
bar sein [86, 97]. Außerdem scheinen Kalziumantagonisten die Progression
einer Niereninsuffizienz verzögern zu können [57]. In einer eigenen, offenen
prospektiven Langzeitstudie über 12 Monate mit einem Kalziumantagonisten
vom Dihydropyridintyp (Nitrendipidin) bei mehr als 20 ambulanten, hypertensiven Typ-I- und Typ-II-Diabetikern mit beginnender Nephropathie beobachteten wir in nahezu allen Fällen eine anhaltende Normalisierung oder signifikante Reduktion der Mikroalbuminurie (Bretzel et al., in Vorbereitung).

Nach gegenwärtigem Kenntnisstand sind die bisher empfohlenen Tole-
ranzwerte für den Blutdruck von 140/90 mm Hg zumindest für den jüngeren
Diabetiker zu hoch angesetzt. Generelle Richtlinien auszugeben erscheint problematisch, doch könnten als Behandlungsziel Werte von 120/80 mm Hg für
den Diabetiker unter 40 Jahren und 140/90 mm Hg für den über 60 Jahre alten
Patienten gelten.

Die Lebensqualität sollte aber nicht unzumutbar beeinträchtigt werden,
und eine zu starke Absenkung des Blutdrucks ist durch eine sorgfältige Überwachung auch auf Zeichen ischämischer Nebenwirkungen hin (insbesondere
bei Vorliegen von Gefäßstenosen an Koronarien und Karotiden) und regelmäßige Blutdruckselbstkontrollen zu vermeiden. Regelmäßige ärztliche Kontrollen sollten neben der schon bisher geforderten jährlichen Untersuchung des

> *Empfehlungen zur Therapie der Hypertonie beim Diabetiker:*
>
> *Behandlungsziel:*
>
> Patient unter 40 Jahren: Blutdruck 120/80 mm Hg,
>   40–60 Jahren: Blutdruck 130/90 mm Hg,
>   über 60 Jahren: Blutdruck 140/90 mm Hg.
>
> *Kontrollparameter:*
> - Blutdruckselbstkontrolle,
> - Mikroalbuminurie/Proteinurie alle 6 Monate.
>
> *Stoffwechselneutrale Substanzen:*
> - ACE-Hemmer,
> - Kalziumantagonisten,
> - α-Blocker.
>
> *Vorteile einer Substanzgruppe?*

Augenhintergrundes auch eine Urindiagnostik auf Mikroalbumin und Eiweiß in etwa halbjährlichem Abstand einschließen. Ob innerhalb der stoffwechselneutralen Substanzen die eine oder andere Substanzgruppe noch wesentliche Vorteile besitzt, ist gegenwärtig nicht zu entscheiden.

Trotz aller Euphorie ob der nephroprotektiven Wirkung dieser darüber hinaus stoffwechselneutralen Substanzen und des daraus resultierenden Stellenwertes als Antihypertensiva der ersten Wahl beim hochdruckkranken Diabetiker, muß vor einer unkritischen Anwendung gewarnt werden. So können manche ACE-Hemmer (Captopril) bei prädisponierten Patienten selbst eine Proteinurie auslösen; bei hyporeninämischem Hypoaldosteronismus (in fortgeschrittenen Diabetesstadien nicht selten) kann eine Hyperkaliämie verstärkt werden. Eine Niereninsuffizienz erfordert eine Dosisadaptation der ACE-Hemmer, und bei Vorliegen einer Nierenarterienstenose (ebenfalls nicht selten bei fortgeschrittenem Diabetes) kann ein Nierenversagen resultieren. Eine der immer wieder erwähnten Nebenwirkungen, ein anhaltender, trockener Husten, erwies sich in der Praxis aber als eher seltenes Ereignis. Bei Kalziumantagonisten vom Verapamiltyp zu beachtende AV-Überleitungsstörungen sind bei Substanzen der Dihydropyridingruppe (Nifedipin, Nitrendipin) praktisch nicht zu befürchten. Hier überwiegen im Nebenwirkungsspektrum Kopfschmerzen, Flush und Ödeme. Die Differentialtherapie der Hypertonie bei Diabetes mellitus erfordert auch bei Anwendung sog. stoffwechselneutraler antihypertensiver Substanzen kritische Überlegungen vor und eine sorgfältige Überwachung während der Behandlung.

Literatur

1. Adams S (1929) A study of the blood pressure of patients with diabetes mellitus. Am J Med Sci 177:195–201
2. American Diabetes Association (1989) Consensus statement: role of cardiovascular risk factors in prevention and treatment of macrovascular disease in diabetes. Diabetes Care 12:573–579
3. American Diabetes Association (1990) Clinical Practice Recommendations 1989–1990. Nutritional recommendations and principles for individuals with diabetes mellitus. Diabetes Care 13 [suppl. 1]:18–25
4. Ames RP (1983) Negative effects of diuretic drugs on metabolic risk factors for coronary heart disease: possible alternative drug therapies. Am J Cardiol 51:632–638
5. Ames RP, Hill P (1976) Increase in serum-lipids during treatment of hypertension with chlorthalidone. Lancet I:721–723
6. Aronoff SL, Schnider S, Smeltzer J, MacKay W, Tchou P, Rusforth N, Müller M, Bennett PH (1981) Urinary excretion and renal clearance of specific plasma proteins in diabetes of short and long duration. Diabetes 30:656–663
7. Aronson PS (1982) Red-cell sodium-lithium countertransport and essential hypertension. N Engl J Med 307:317–321
8. Aurell M, Pettersson M, Berglund GC (1975) Renin-angiotension-system in essential hypertension. Lancet II:342–343
9. Baba T, Murabayashi S, Takebe K (1989) Comparison of the renal effects of angiotensin converting enzyme inhibitor and calcium antagonist in hypertensive type II (non-insulin-dependent) diabetic patients with microalbuminuria: a randomized controlled trial. Diabetologia 32:40–44
10. Barret-Connor E, Criqui MH, Klauber MR, Holdbrook M (1981) Diabetes and hypertension in a community of older adults. Am J Epidemiol 113:276–284
11. Baumann R, Thybusch D, Gödicke W, Kleinau E, Banvi D (1971) Funktionskinetik von Insulin, Lipiden und Cortisol nach i.v. Glukosebelastung in Frühstadien der essentiellen Hypertonie. Dtsch Gshts W 26:525–536
12. Beck-Nielsen H, Pedersen O, Sorensen NS (1980) Effects of dietary changes on cellular insulin binding and in vivo insulin sensitivity. Metabolism 29:482–487
13. Bengtsson C (1988) Antihypertensive therapy and risk of diabetes. In: Gries FA, Weidman P (eds) Diabetes and hypertension. Springer, Berlin Heidelberg New York Tokyo, pp 18–24
14. Bengtsson C, Blohme G, Lapidus L, Lindquist O, Lundgren H, Nyström E, Petersen K, Sigurdsson JA (1984) Do antihypertensive drugs precipitate diabetes? Br Med J 289:1495–1497
15. Bengtsson C, Blohme G, Lapidus L, Lundgren H (1988) Diabetes in hypertensive women: an effect of antihypertensive drugs or the hypertensive state per se? Diabetic Med 5:261–264
16. Björck S, Nyberg G, Mulec H, Granerus G, Herlitz H, Aurell M (1986) Beneficial effects of angiotensin converting enzyme inhibition on renal function in patients with diabetic nephropathy. Br Med J 293:471–474
17. Björntorp P (1976) Exercise in the treatment of obesity. Clin Endocrinol Metab 5:431–439
18. Borch-Johnsen K, Andersen PK, Deckert T (1985) The effect of proteinuria on relative mortality in type 1 (insulin-dependent) diabetes mellitus. Diabetologia 28:590–596
19. Breckenridge A, Dollery CT, Welborn TA, Fraser R (1967) Glucose tolerance in hypertensive patients on long-term diuretic treatment. Lancet I:61–64
20. Bretzel RG (1987) Die diabetische Nephropathie. Med Welt 38:570–576
21. Bretzel RG (1987) Spätkomplikationen des Diabetes mellitus: Renales Syndrom. Therapiewoche 37:4056–4064
22. Bretzel RG (1988) Diabetes mellitus im Vorfeld der Nierenersatztherapie. In: Franz HE (Hrsg) Dialyse 1988. Wissenschaftliche Verlagsgesellschaft, Stuttgart, S 141–150

23. Brichard S, Ketelslegers JM, Lambert AE (1989) Renal function, glycemic control and perindopril in diabetic patients. Clin Exp Hypertension 11 [suppl 2.]:545–554
24. Brownlee M, Cerami A, Vlassara H (1988) Advanced glycosylation end products in tissue and the biochemical basis of diabetic complications. N Engl J Med 318:1315–1321
25. Canessa M, Adragna N, Solomon HS, Connolly TM, Tosteson DC (1980) Increased sodium-lithium countertransport in red cells of patients with essential hypertension. N Engl J Med 302:772–776
26. Carliner NH, Schelling JL, Pattersson RR, Okus R, Davis M (1965) Thiazide- and phtalamidine-induced hyperglycemia in hypertensive patients. JAMA 7:535–540
27. Christensen CK, Mogensen CE (1985) Effect of antihypertensive treatment on progression of incipient diabetic nephropathy. Hypertension J [suppl. 2]:109–113
28. Christlieb AR, Assal JP, Katsilambros N, Williams GH, Kozak GP, Suzuki T (1975) Plasma renin activity and blood volume in uncontrolled diabetes: Ketoacidasis, a state of secondary aldosteronism. Diabetes 24:190–193
29. Christlieb AR, Jonka HH, Kraus B, Gleason RE, Kasas-Cabral EA, Aiello LM, Cabral BV, Solano A (1976) Vascular reactivity to angiotensin II and to norepinephrine in diabetic subjects. Diabetes 25:268–274
30. Christlieb AR, Kaldany A, D'Elia JA (1976): Plasma renin activity and hypertension in diabetes mellitus. Diabetes 25:969–974
31. Christlieb AR, Maki PC (1980) The effect of betablocker therapy on glucose and lipid metabolism. Prim Cardiol [suppl.]:47–54
32. Christlieb AR, Warram JH, Krolewski AS, Busick EJ, Ganda OP, Asmal AC, Soeldner JS, Bradley RF (1981) Hypertension: the major risk factor in juvenile-onset insulin-dependent diabetics. Diabetes 30 [suppl. 2]:90–96
33. Clark A, Saad MF, Nezzer T, Uren C, Knowler WC, Bennett PH, Turner RC (1990) Islet amyloid polypeptide in diabetic and non-diabetic Pima Indians. Diabetologia 33:285–289
34. Clausen T (1986) Regulation of active Na^+-K^+-transport in skeletal muscle. Physiol Rev 66:542–580
35. Cox M, Sterns RH, Singer I (1978) The defense against hyperkaliemia: the roles of insulin and aldosterone. N Engl J Med 299:225–232
36. D'Angelo A, Scartori L, Gambaro G, Giannini S, Malvasi L, Benetello P, Lavagnini T, Crepaldi G (1986) Captopril in the treatment of hypertension in type I and type II diabetic patients. Postgrad Med J 62 [suppl.]:69–72
37. Dawber TR (1980) Diabetes and Cardiovascular Disease in the Framingham study. Harvard University Press, Cambridge/MA, pp 190–201
38. Day JL, Simpson N, Metcalfe J, Page RL (1979) Metabolic consequences of atenolol and propranolol in treatment of essential hypertension. Br Med J 1:77–80
39. De Chatel R, Weidmann P, Flammer J, Ziegler WH, Beretta-Piccoli C, Vetter W, Reubi FC (1977) Sodium, renin, aldosterone, catecholamine and blood pressure in diabetes mellitus. Kidney Int 12:412–421
40. Deckert T, Feldt-Rasmussen B, Borch-Johnsen K, Jensen T, Kofold-Enevoldsen A (1989) Albuminuria reflects widespread vascular damage. The Steno hypothesis. Diabetologia 32:219–226
41. De Fronzo RA (1981) The effect of insulin on renal sodium metabolism. A review with clinical implications. Diabetologia 21:165–171
42. De Fronzo RA (1988) The triumvirate: B-cell, muscle, liver: a collusion responsible for NIDDM. Diabetes 37:667–687
43. De Fronzo RA, Ferrannini E, Koivisto V (1983) New concepts in the pathogenesis and treatment of non-insulin-dependent diabetes mellitus. Am J Med 74 [suppl. 1 A]:52–81
44. De Luise M, Blackburn GL, Flier JS (1980) Reduced activity of the red-cell sodium-potassium pump in human obesity. N Engl J Med 303:1017–1022
45. Deutsche Liga zur Bekämpfung des hohen Blutdruckes und Deutsche Diabetes Gesellschaft (1990) Empfehlungen für die Behandlung des Hochdruckes bei Diabetes. Diabetol Inform 12:8–14

46. De Wardener HE, MacGregor GA (1983) The relation of a circulating sodium transport inhibitor (the natriuretic hormone?) to hypertension. Medicine 62:326–328
47. Dieterle P, Fehm H, Ströder W, Henner J, Bottermann P, Schwarz K (1967) Asymptomatischer Diabetes mellitus bei normalgewichtigen Hypertonikern. Dtsch Med Wochenschr 92:2376–2381
48. Dietze G (1982) Modulation of the action of insulin in relation to the energy state in skeletal muscle tissue: possible involvement of kinins and prostaglandins. Mol Cell Endocrinol 25:127–149
49. Dietze GJ, Wicklmayr M (1977) Effekt von Bradykinin auf die Glukoseaufnahme durch die Muskulatur beim Menschen. Klin Wochenschr 55:357–358
50. Dodson PM, Pacy PJ, Bal P, Kubicki AJ, Fletcher RF, Taylor KG (1984) A controlled trial of a high fibre, low fat, and low sodium diet for mild hypertension in type 2 (non-insulin-dependent) diabetic patients. Diabetologia 27:522–526
51. Donahue RP, Orchard TJ, Becker DJ, Kuller LH, Drash AL (1987) Sex differences in the coronary heart disease risk profile: a possible role for insulin. Am J Epidemiol 125:650–657
52. Doyle AE, Martin FJR, Alford F, Jerums G, Mashford ML, De Luise M, Cooper ME (1988) A comparison of the effects of blood pressure reduction with perindopril and nifedipine on microalbuminuria in hypertensive and normotensive type I and type II diabetics. Proceedings Second Int. Symp. Hypertens. Assoc. with Diabet mellitus, Paris, p 40
53. Drummond K, Levy-Marchal C, Laborde K, Kindermans C, Wright C, Dechaux M, Czernichow P (1989) Enalapril does not alter renal function in normotensive, normoalbuminuric, hyperfiltrating type I (insulin-dependent) diabetic children. Diabetologia 32:255–260
54. Drury PL (1983) Diabetes and arterial hypertension. Diabetologia 24:1–9
55. Dupree EA, Meyer MB (1981) Role of risk factors in complications of diabetes mellitus. Am J Epidemiol 113:276–284
56. Ehrlich JC, Ratner JM (1961) Amyloidosis of the islets of Langerhans: a restudy of islet hyalin in diabetic and non-diabetic individuals. Am J Pathol 38:49–59
57. Eliahou HE, Cohen D, Ben-David A, Herzog D, Serban J, Gavendo S, Kapuler S, Kogan N, Hellberg B (1988) The calcium channel blocker nisoldipine delays progression of chronic renal failure in humans (preliminary communication). Cardiovasc Drug Ther 1:523–528
58. Elliot AH, Mazum FR (1934) The urinary excretion of a depressor substance (Kallikrein of Frey and Kraut) in arterial hypertension. Endocrinology 18:462–464
59. Evans D, Murray R, Kissebah AH (1984) Relationship between skeletal muscle insulin resistance, insulin-mediated glucose disposal and insulin binding: effects of obesity and body fat topography. J Clin Invest 74:1515–1525
60. Fagard R, M'Buyamba JR, Staessen J, Vanhees L, Amery A (1984) Physical activity and blood pressure. In: Bulgitt CJ (ed) Handbook of hypertension, vol 6: Epidemiology of hypertension. Elsevier, Amsterdam, pp 104–130
61. Feldt-Rasmussen B, Mathiesen ER, Deckert T, Giese J, Christensen MJ, Bent-Hansen L, Nielsen MD (1987) Central role for sodium in the pathogenesis of blood pressure changes independent of angiotensin, aldosterone and catecholamines in type I (insulin-dependent) diabetes mellitus. Diabetologia 30:610–617
62. Ferrannini E, Buzzigoli G, Bonadonna R, Giorico MA, Oleggini M, Graziadei L, Pedrinelli R, Brandi L, Bevilacqua S (1987) Insulin resistance in essential hypertension. N Engl J Med 317:350–357
63. Ferriere M, Lachkar H, Richard JL, Bringer J, Orsetti A, Mirouze J (1985) Captopril and insulin sensitivity. Ann Intern Med 102:134–135
64. Finotti P, Palatini P (1986) Reduction of erythrocyte (Na^+-K^+) ATP-ase activity in type I (insulin-dependent) diabetic subjects and its activation by homologous plasma. Diabetologia 29:623–628
65. Flapan A, Nair JM, Padfield PL (1988) Does captopril protect against diuretic-induced impairment of glucose tolerance? Clin Sci 72 [suppl. 16]:73–74

66. Florey CV, Uppal S, Lowy C (1976) Relation between blood pressure, weight and plasma sugar and serum insulin levels in school children aged 9–12 years in Westland, Holland. Br Med J I:1368–1371

67. Frick MH, Elo O, Haapa K, Heinonen OP, Heinsalmi P, Helo P, Huttunen JK, Kaitaniemi P, Koskinen P, Manninen V, Mäenpää H, Mälkönen M, Mänttäri M, Norola S, Pasternack A, Pikkarainen J, Romo M, Sjöblom T, Nikkilä EA (1987) Helsinki Heart Study: primary prevention trial with gemfibrozil in middle-aged men with dyslipidemia. Safety of treatment, changes in the risk factors, and incidence of coronary heart disease. N Engl J Med 317:1237–1245

68. Fuller JH (1985) Epidemiology of hypertension associated with diabetes mellitus. Hypertension 7 [suppl. 2]:II3–II7

69. Fuller JH, Shipley MJ, Rose G, Jarrett RJ, Keen H (1980) Coronary-heart-disease risk and impaired glucose tolerance: the Whitehall study. Lancet I:1373–1376

70. Garcia MJ, McNamara PM, Gordon T, Kannel WB (1974) Morbidity and mortality in diabetics in the Framingham population. Sixteen year follow-up study. Diabetes 23:105–111

71. Gavin JR, Roth J, Nevile DM, De Meyts P, Buell DN (1975) Insulin-dependent regulation of insulin receptor concentrations: a direct demonstration in cell culture. Proc Natl Acad Sci USA 71:84–88

72. Gwinup G, Elias AN (1990) Insulin as risk factor for vascular disease. Diabetes Care 13:543–545

73. Hanefeld M, Schulze J, Fischer S, Julius U, Schmechel H, Haller H (1985) The Diabetes Intervention Study (DIS): a cooperative multiintervention trial with newly manifested type-II diabetics: preliminary results. Monogr Atheroscler 13:98–103

74. Hay U, Ludvik B, Gisinger CH, Schernthaner G (1988) Fehlender Effekt der ACE-Inhibition auf die Makroproteinurie bei diabetischer Nephropathie – eine Langzeitstudie über 6 Monate. Schweiz med Wochenschr 118:165–169

75. Helgeland A (1980) Treatment of mild hypertension: a five year controlled drug trial: the Oslo study. Am J Med 69:725–732

76. Helgeland A, Hagelund CH, Strommen R, Tretli S (1986) Enalapril, atenolol and hydrochlorothiazide in mild to moderate hypertension. A comparative multicenter study in general practice in Norway. Lancet I:872–875

77. Hilton PJ (1986) Cellular sodium transport in essential hypertension. N Engl J Med 314:222–229

78. Holm G, Herlitz J, Smith U (1981) Severe hypoglycemia during physical exercise and treatment with beta-blockers. Br Med J 282:1360

79. Hommel E, Mathiesen E, Edsberg B, Bahnsen M, Parving H-H (1986) Acute reduction of arterial blood pressure reduces urinary albumin excretion in type 1 (insulin-dependent) diabetic patients with incipient nephropathy. Diabetologia 29:211–215

80. Hommel E, Parving H-H, Mathiesen E, Edsberg B, Damkjaer Nielsen M, Giese J (1986) Effect of captopril on kidney function in insulin-dependent diabetic patients with nephropathy. Br Med J 293:467–470

81. Hostetter TH, Rennke HG, Brenner BM (1982) The case of intrarenal hypertension in the initiation and progression of diabetic and other glomerulopathies. Am J Med 72:375–380

82. Hwang IS, Ho H, Hoffmann BB, Reaven GM (1987) Fructose-induced insulin resistance and hypertension in rats. Hypertension 10:512–516

83. Hypertension Detection and Follow-up Program Cooperative Group (1979) Five year findings of the hypertension detection and follow-up program: reduction in mortality of persons with high blood pressure, including mild hypertension. JAMA 242:2562–2571

84. Insua A, Ribstein J, Mimran A (1988) Comparative effect of captopril and nifedipine in normotensive patients with incipient diabetic nephropathy. Postgrad Med J 64 suppl 3:59–62

85. Jahnke K (1990) Grundlagen der Ernährung und Diätempfehlungen für Diabetiker (Stellungnahme der Deutschen Diabetes Gesellschaft). Aktuel Ernährungsmed 15:27–38

86. Janka HU (1988) Influence of calcium antagonists on hemorheology. In: Gries FA, Weidmann P (eds) Diabetes and hypertension. Springer, Berlin Heidelberg New York Tokyo, pp 69–73

87. Jarrett RJ, Keen H, McCartney M, Fuller GM, Hamilton PJ, Reid DD, Rose G (1978) Glucose tolerance and blood pressure in two population samples: their relation to diabetes mellitus and hypertension. Int J Epidemiol 7:15–24

88. Jauch KW, Günther B, Harte W, Rett K, Wicklmayr M, Dietze G (1986) Improvement of impaired postoperative insulin action by bradykinin. Hoppe-Seylers Z Biol Chem 367:207–210

89. Jennings G, Nelson L, Mertel P, Esler M, Korner P, Burton D, Bazelmans J (1986) The effects of changes in physical activity on major cardiovascular risk factors, hemodynamics, sympathetic function, and glucose utilization in man: a controlled study of four levels of activity. Circulation 73:30–40

90. Johnson KH, O'Brien TD, Jordan K, Westermark P (1989) Impaired glucose tolerance is associated with increased islet amyloid polypeptide (IAPP) immunoreactivity in pancreatic beta cells. Am J Pathol 135:245–250

91. Jourdheuil RA, Monraire J, Vague P, Boyer J, Juhan-Vague J (1987) In vivo insulin effect on ATP-ase activities in erythrocyte membrane from insulin-dependent diabetics. Diabetes 36:991–995

92. Jungmann E, Höll E, Konzok C, Schirmer U, Walter-Schräder M-C, Althoff P-H, Schöffling K (1988) Med Klin 83:325–326

93. Jungmann E, Schumann-Draeger P-M, Schifferdecker E, Nickelsen T, Scheuermann E-H, Schöffling K (1989) Zum Einsatz von Felodipin, einem neueren Calciumantagonisten, in der antihypertensiven Therapie von Patienten mit Diabetes mellitus. Klin Wochenschr 67 [suppl. 16]:242 (Abstract)

94. Kahn SE, D'Alessio DA, Schwartz MW, Fujimoto WY, Ensinck JW, Taborsky GJ jr, Porte D jr (1990) Evidence of cosecretion of islet amyloid polypeptide and insulin by beta-cells. Diabetes 39:634–638

95. Keen H (1987) The bad companions. 19th Claude Bernard Lecture, 23th Annual Meeting of the EASD, Leipzig

96. Kelleher C, Kingston SM, Barry DG, Cole MM, Ferris JB, Grealy G, Joyce C, O'Sullivan DJ (1988) Hypertension in diabetic clinic patients and their siblings. Diabetologia 31:76–81

97. Kendall MJ, Lewis H, Griffith M, Barnett AH (1988) Drug treatment of the hypertensive diabetic. J Hum Hypertens 1:249–258

98. Kissebah AH, Vydelingum N, Murray R, Evans DJ, Hartz AJ, Kalkhoff RK, Adams PW (1982) Relation of body-fat distribution to metabolic complications of obesity. J Clin Endocrinol Metab 54:254–260

99. Klaus D (1990) Hochdruckbehandlung in der Praxis. Dtsch Ärztebl 87:1238–1243

100. Kostner GM, Karadi J (1988) Lipoprotein alterations in diabetes mellitus. Diabetologia 31:717–722

101. Krolewski AS, Canessa N, Warram JH, Laffel L, Christlieb R, Knowler WC, Rand LJ (1988) Predisposition to hypertension and susceptibility to renal disease in insulin-dependent diabetes mellitus. N Engl J Med 318:140–145

102. Krone W, Nägele H, Müller-Wieland D (1989) Beeinflussung des Fettstoffwechsels durch Antihypertensiva. In: Schrör K, Ohlrogge R (Hrsg) Calciumantagonisten und Atherosklerose. Medikon, München, S 66–76

103. Krotkiewski M, Mandroukas K, Sjonstrom L, Sullivan L, Welterquist H, Björntorp P (1979) Effects of long-term physical training on body fat, metabolism, and blood pressure in obesity. Metabolism 28:650–658

104. Lager J, Blohme G, Smith U (1979) Effect of cardioselective and non-selective beta-blockade on the hypoglycemic response in insulin-dependent diabetics. Lancet I:458–462

105. Lanza G, Barbera R, Fontana S (1985) Treatment of hypertension in the diabetic with captopril. Minerva Med 11:183–184

106. Lasser NL, Grandits G, Caggiula AW, Cutler JA, Grimm RH Jr, Kuller LH, Sherwin RW, Stamler J (1984) Effects of antihypertensive therapy on plasma lipids and lipoproteins in the Multiple Risk Factor Intervention Trial. Am J Med 76 (2a):52–66
107. Leighton B, Cooper GJS (1988) Pancreatic amylin and calcitonin gene related peptide (CGRP) causes resistance to insulin in skeletal muscle in vitro. Nature 335:632–635
108. Liebau H, Wurst W, Harder J, Solleder P (1988) Stoffwechselneutrale Hochdrucktherapie. Offene, multizentrische, prospektive Langzeitprüfung von Verträglichkeit, Sicherheit und Wirksamkeit von Urapidil. Fortschr Med 106:651–654
109. Lipid Research Clinics Program (1984) The lipid research clinics coronary primary prevention trial results. I. Reduction in incidence of coronary heart disease. JAMA 251:351–364
110. Lipson LG (1984) Treatment of hypertension in diabetic men: problems with sexual dysfunction. Am J Cardiol 53:46–50
111. MacMahon SW, MacDonald GJ, Bernstein L, Andrews G, Blacket RB (1985) Comparison of weight reduction with metaprolol in treatment of hypertension in young overweight patients. Lancet I:1233–1236
112. Major SG (1929) Blood pressure in diabetes mellitus: a statistical study. Arch Intern Med 44:797–812
113. Maranon G (1922) Über Hypertonie und Zuckerkrankheit. Z Inn Med 43:169–176
114. Marble A (1974) The natural history of diabetes. Horm Metabol Res 6 [suppl. 4]:153–158
115. Margolius HS, Geller R, Pisano JJ, Sjoerdsma A (1971) Altered urinary Kallikrein excretion in human hypertension. Lancet II:1063–1065
116. Marre M, Chatellier G, Leblanc H, Guyenne T-T, Menard J, Passa P (1988) Prevention of diabetic nephropathy with enalapril in normotensive diabetics with microalbuminuria. Br Med J 297:1086–1091
117. Marre M, Leblanc H, Suarez L, Guyenne T-T, Menard J, Passa P (1987) Converting enzyme inhibition and kidney function in normotensive diabetic patients with persistent microalbuminuria. Br Med J 294:1448–1452
118. Marshall S, Olefsky J (1980) Effects of insulin incubation on insulin binding, glucose transport, and insulin degradation by isolated rat adipocytes. Evidence of hormone-induced desensitization at the receptor and post-receptor level. J Clin Invest 66:763–772
119. Mathiesen ER, Oxenboll B, Johansen K, Svendsen PA, Deckert T (1984) Incipient nephropathy in type 1 (insulin-dependent) diabetes. Diabetologia 26:406–410
120. Matthews DM, Wathen CG, Bell D, Collier A, Muir AL, Clarke BF (1986) The effect of captopril on blood pressure and glucose tolerance in hypertensive non-insulin dependent diabetics. Postgrad Med J 62 [suppl. 1]:73–75
121. Mau Pedersen M, Schmitz A, Pedersen EB, Danielsen H, Christiansen JS (1988) Acute and long-term renal effects of angiotensin converting enzyme inhibition in normotensive, normoalbuminuric insulin-dependent diabetic patients. Diabetic Med 5:562–569
122. Medical Research Council Working Party on Mild to Moderate Hypertension (1981) Adverse reactions to bendrofluazide and propranolol for the treatment of mild hypertension. Lancet II:539–543
123. Medical Research Council Working Party (1985) MRC trial of treatment of mild hypertension: principal results. Br Med J 291:97–104
124. Mimran A, Insua A, Ribstein J, Monier L, Bringer J, Mirouze J (1988) Contrasting effects of captopril and nifedipine in normotensive patients with incipient diabetic nephropathy. J Hypertension 6:919–923
125. Modan M, Halkin H, Almog S, Lusky A, Eskol A, Shefi M, Shitrit A, Fuchs L (1985) Hyperinsulinaemia. A link between hypertension, obesity and glucose tolerance. J Clin Invest 75:809–817
126. Mogensen CE (1976) Progression of nephropathy in longterm diabetics with proteinuria and effect of initial anti-hypertensive treatments. Scand J Clin Lab Invest 36:383–388
127. Mogensen CE (1982) Long-term antihypertensive treatment inhibiting progression of diabetic nephropathy. Br Med J 285:685–688

128. Mogensen CE (1984) Microalbuminuria predicts clinical proteinuria and early mortality in maturity-onset-diabetes. N Engl J Med 310:356–360
129. Mogensen CE, Christensen CK (1984) Predicting diabetic nephropathy in insulin-dependent patients. N Engl J Med 311:89–93
130. Mogensen CE, Christensen CK (1985) Blood pressure changes and renal function in incipient and overt diabetic nephropathy. Hypertension 7 [suppl. 2]:II 64–II 73
131. Mogensen CE, Christensen CK, Beck-Nielsen H, Vittinghus E (1983) Early changes in kidney function, blood pressure and the stages in diabetic nephropathy. In: Keen H, Legrain M (eds) Diabetic nephropathy. MTP Press, Lancaster, pp 57–83
132. Mogensen CE, Christensen CK, Christiansen JS, Beck-Nielsen H (1986) On predicting and preventing diabetic nephropathy. In: Friedmann EA, L'Esperance EA jr (eds) Diabetic renal-retinal syndrome, vol 3. Grune and Stratton, New York, pp 81–109
133. Morelli E, Loom N, Meyer T, Peters W, Myers BD (1990) Effects of converting enzyme inhibition on barrier function in diabetic glomerulopathy. Diabetes 39:76–82
134. MRC Trial (1981) Report of Medical Research Council Working Party on mild to moderate hypertension. Adverse reactions to bendrofluazide and propranolol for the treatment of mild hypertension (1981). Lancet II:539–542
135. Murphy MB, Lewis PJ, Kohner E, Schumer B, Dollery CT (1982) Glucose intolerance in hypertensive patients treated with diuretics: a fourteen-year follow-up. Lancet II:1293–1295
136. Ng LL, Dudley C, Bomford J, Hawley D (1989) Leucocyte intracellular pH and Na^+/H^+ antipost activity in human hypertension. J Hypertension 7:471–475
137. Nikkila EA, Verenna MR, Miettinen TA, Pelkonen R (1965) Plasma-insulin in coronary heart disease. Lancet II:508–511
138. Norgaard K, Feldt-Rasmussen B, Borch-Johnsen K, Slaelan H, Deckert T (1990) Prevalence of hypertension in Type 1 (insulin-dependent) diabetes melitus. Diabetologia 33:407–410
139. Nyberg G, Blohme G, Björck S (1984) Progression of diabetic nephropathy in relation to plasma glucose control and blood pressure control. Diabetic Nephropathy 4:53–54
140. Odigwe CO, McCulloch AJ, Williams DO, Tunbridge WMGC (1986) A trial of the calcium antagonite nisoldipine in hypertensive non-insulin-dependent diabetic patients. Diabetic Med 3:463–467
141. Oestman J (1983) Beta-adrenergic blockade and diabetes mellitus. Acta Med Scand 672 [suppl.]:62–77
142. Opie EL (1900) On the relation of chronic interstitial pancreatitis to the islands of Langerhans and to diabetes mellitus. J Exp Med 5:397–428
143. Ostlund RE jr, Slemenkovich CF, Schechtman KB (1989) Quantitative relationship between plasma lipids and glycohemoglobin in type I patients: longitudinal study of 212 patients. Diabetes Care 12:332–336
144. Pacy PJ, Dodson PM (1985) Nutrition and hypertension. Ann Nutr Metab 25:129–137
145. Pacy PJ, Dodson PM, Fletcher RF (1986) Effect of a high carbohydrate, low sodium, and low fat diet in type 2 diabetics with moderate hypertension. Int J Obesity 10:43–52
146. Panzram G, Zabel-Langhenning R (1984) Diabetes mellitus: Bedingte Gesundheit oder schicksalhafte Erkrankung? Med Praxis 79:27–37
147. Paolisso G, Passeriello M, Sgambato JS, Torecca R, Buoninconti R, Varricchio M, D'Onofrio F (1987) Impaired insulin-mediated erythrocyte magnesium accumulation in essential hypertension. Clin Sci 73:535–539
148. Parving HH, Anderssen AR, Schmidt UM, Svendsen PA (1983) Early aggressive antihypertensive treatment reduces rate of decline in kidney function in diabetic nephropathy. Lancet I:1175–1179
149. Parving H-H, Andersen AR, Smidt U, Sandahl-Christiansen J, Oxenboll B, Svendsen PA (1983) Diabetic nephropathy and arterial hypertension. The effect of antihypertensiva treatment. Diabetes 32 [suppl. 2]:83–87
150. Parving HH, Hommel E, Mathiesen E, Skott P, Edsberg B, Bahnsen M, Lauritzen M, Hongaard P, Lauritzen E (1988) Prevalence of microalbuminuria, arterial hypertension, retinopathy and neuropathy in patients with insulin dependent diabetes. Br Med J 296:156–160

151. Parving H-H, Hommel E, Schmidt UM (1988) Protection of kidney function and decrease in albuminuria by captopril in insulin dependent diabetics with nephropathy. Br Med J 297:1086–1091
152. Parving HH, Oxenboll B, Svendsen PA, Sandahl-Christiansen J, Andersen AR (1982) Early detection of patients at risk of developing diabetic nephropathy. A longitudinal study of urinary albumin excretion. Acta Endocrinol 100:550–555
153. Passa Ph, Marre M, Leblanc H (1986) Enalapril, Captopril and blood glucose. Lancet I:1447
154. Passa P, Marre M, Menard J (1988) One year effect of enalapril in diabetic patients with microalbuminuria and no hypertension. Diabetes Metab 14:230–231
155. Pell S, D'Alonzo CA (1967) Some aspects of hypertension in diabetes mellitus. JAMA 202:104–110
156. Pettitt DJ, Saad MF, Bennett PH, Nelson RG, Knowler WC (1990) Familial predisposition to renal disease in two generations of Pima Indians with type 2 (non-insulin-dependent) diabetes mellitus. Diabetologia 33:438–443
157. Pollare T, Lithell H, Berne C (1989) A comparison of the effects of hydrochlorothiazide and captopril on glucose and lipid metabolism in patients with hypertension. N Engl J Med 321:868–873
158. Pollare T, Lithell H, Selinus J, Berne C (1988) Application of prazosin is associated with an increase of insulin sensitivity in obese patients with hypertension. Diabetologia 31:415–420
159. Pollare T, Lithell H, Selinus J, Berne C (1989) Sensitivity to insulin during treatment with atenolol and metoprolol: a randomized, double blind study of effects on carbohydrate and lipoprotein metabolism in hypertensive patients. Br Med J 298:1152–1157
160. Porte DJR, Kahn SE (1989) Hyperproinsulinemia and amyloid in NIDDM: clues to etiology of islet beta-cell dysfunction. Diabetes 38:1333–1336
161. Pyörälä K (1979) Relationship of glucose tolerance and plasma insulin to the incidence of coronary heart disease: results from two population studies in Finland. Diabetes Care 2:131–141
162. Pyörälä K, Laakso M, Uusitupa M (1987) Diabetes and atherosclerosis: an epidemiologic view. Diabetes Metab Rev 3:463–524
163. Reaven GM (1988) Banting Lecture 1988: Role of insulin resistance in human disease. Diabetes 37:1595–1607
164. Reaven PD, Barrett-Connor EL, Browner DK (1990) Abnormal glucose tolerance and hypertension. Diabetes Care 13:119–125
165. Reisin E, Abel R, Modan M, Silberberg DS, Eliahon HE, Modan B (1978) Effect of weight loss without salt restriction on the reduction of blood pressure in overweight hypertensive patients. N Engl J Med 298:1–6
166. Resnick LM (1989) Hypertension and abnormal glucose homeostasis. Possible role of divalent ion metabolism. Am J Med 87 [suppl. 6A]:17–22
167. Rett K, Dietze G, Wicklmayr M, Mehnert H (1990) Neue Aspekte zur Behandlung der Hypertonie. MMW 132:223–225
168. Rett K, Jauch KW, Wicklmayr M, Dietze G, Fink E, Mehnert H (1986) Angiotensin converting enzyme inhibitors in diabetes: experimental and human experience. Postgrad Med J 62 [suppl. 1]:59–64
169. Rett K, Lotz M, Wicklmayr M, Fink E, Dietze D (1988) Verbesserte Insulinwirkung durch ACE-Hemmung beim Typ II Diabetiker. Dtsch Med Wochenschr 113:243–249
170. Rett K, Wicklmayer M, Dietze G, Mehnert H (1990) Clinical studies with CE-inhibitors in diabetes. Horm Metab Res [suppl. 22]:69–74
171. Rett K, Wicklmayr M, Tschollar W, Dietze G, Mehnert H (1988) Role of angiotensin converting enzyme inhibitors in early antihypertensive treatment in non-insulin dependent diabetes mellitus. Postgrad Med J 64 [suppl. 3]:69–74
172. Rizza RA, Mandarino LJ, Genst J, Baker BA, Gerich JE (1985) Production of insulin resistance by hyperinsulinaemia in man. Diabetologia 28:70–75
173. Romanelli G, Giustina A, Cimino A, Valentini U, Agabitiosei E, Muiesan G, Giustina G (1989) Short term effect of captopril on microalbuminura induced by exercise in normotensive diabetics. Br Med J 298:284–288

174. Rowe JW, Young JB, Minaker KL, Stevens AL, Pallotta J, Landsberg L (1981) Effect of insulin and glucose infusions on sympathetic nervous system activity in normal man. Diabetes 30:219–225

175. Rudberg S, Aperia A, Freyschuss U, Persson B (1990) Enalapril reduces microalbuminuria in young normotensive type I (insulin-dependent) diabetic patients irrespective of its hypotensive effect. Diabetologia 33:470–476

176. Saudeck CD, Boulter PR, Knopp RH, Arkay RA (1974) Sodium retention accompanying insulin treatment of diabetes mellitus. Diabetes 23:240–246

177. Seaquist E, Goetz F, Rich S, Barbosa J (1989) Familial clustering of diabetic kidney disease: evidence for genetic susceptibility to diabetic nephropathy. N Engl J Med 320:1161–1165

178. Shen DC, Sheih SM, Fuh M, Chen YD, Reaven GM (1988) Resistance to insulin-stimulated glucose uptake in patients with hypertension. J Clin Endocrinol Metab 66:580–583

179. Shionori H, Miyakawa T, Takasaki J, Ishikawa Y, Hiroto S, Kaneko Y, Shindo Y (1987) Glucose tolerance during chronic captopril therapy in patients with essential hypertension. J Cardiovasc Pharm 9:160–164

180. Simonson DC (1988) Etiology and prevalence of hypertension in diabetic patients. Diabetes Care 11:821–827

181. Singer P, Godicke W, Voigt S, Hajdu I, Weiss M (1985) Postprandial hyperinsulinemia in patients with mild essential hypertension. Hypertension 7:182–186

182. Skarfors ET, Lithell HO, Selinus J, Aberg H (1989) Do antihypertensive drugs precipitate diabetes in predisposed men? Br Med J 298:1147–1152

183. Sprafka JM, Bender AP, Jasser HG (1988) Prevalence of hypertension and associated risk factors among diabetic individuals. The Three-City Study. Diabetes Care 11:17–22

184. Stamler R, Stamler J, Grimm R, Gosch CF, Elmer P, Dyer A, Berman R, Fishman J, Van Heel N, Civinelli J, McDonald A (1987) Nutritional therapy for high blood pressure: final report of a four-year randomized control trial – the hypertension control program. JAMA 257:1485–1491

185. Stange EF (1989) Atherosklerose bei Diabetes mellitus. Internist 30:297–303

186. Stout RW (1985) Hyperinsulinaemia – a possible risk factor for cardiovascular disease in diabetes mellitus. Horm Metab Res 15:37–41

187. Stout RW (1990) Insulin and atheroma. 20-yr perspective. Diabetes Care 13:631–654

188. Stout RW, Vallance-Owen J (1969) Insulin and atheroma. Lancet I:1078–1080

189. Swislocki A, Hoffmann B, Reaven G (1989) Insulin resistance, glucose intolerance and hyperinsulinemia in patients with hypertension. Am J Hypertension 2:419–423

190. Taguma Y, Kitamoto Y, Futaki G, Ueda H, Morima H, Ishizaki M, Takahashi H, Sekino H, Sasaki Y (1985) Effect of Enaptopril on heavy proteinuria in azotemic diabetics. N Engl J Med 313:1617–1620

191. Tanaka M, Sakaguchi S, Oshige K, Niimura T, Kanchisa T (1976) Effect of chronic administration of propanolol on lipoprotein composition. Metabolism 25:1071–1075

192. Taylor SH, Grimm RH Jr (1990) New developments in the role of α_1-adrenergic receptors in cardiovascular disease. Am Heart J 119:655–662

193. Trost BN (1990) glucose metabolism and calcium antagonists. Horm Metab Res [suppl. 22]:49–56

194. Trost BN, Weidmann P (1984) Effects of nitrendipine and other calcium antagonists on glucose metabolism in man. J Cardiovasc Pharmacol 6:986–995

195. Trost BN, Weidmann P (1987) Effects of calcium antagonists on glucose homeostasis and serum lipids in non-diabetic and diabetic subjects: a review. J Hypertension 5 [suppl. 4]:81–104

196. Trost BN, Weidmann P, Beretta-Piccoli C (1985) Antihypertensive therapy in diabetic patients. Hypertension 7:102–108

197. Turner RC (1985) United Kingdom prospective diabetes survey. III. Prevalence of hypertension and hypotensive therapy in patients with newly diagnosed diabetes. Hypertension 7 [suppl. 2]:8–13

198. Ueda K, Kuwajima J, Ito H, Kuramoto K, Murakami M (1979) Nifedipine in the management of hypertension. In: Lichtlen PR, Kimura E, Taira N (eds) International nifedipine (adalat) panel discussion, Tokyo. Excerpta Med, Amsterdam, pp 105–114
199. Valvo E, Bedogna V, Casagrande P, Antiga L, Zamboni M, Bommartini F, Oldrizzi L, Rugin C, Maschio G (1988) Captopril in patients with type II diabetes and renal insufficiency: systemic and renal hemodynamic alterations. Am J Med 85:344–348
200. Veterans Administration Cooperative Study Group on Antihypertensive Agents (1967) Effects of treatment on morbidity in hypertension: results in patients with diastolic blood pressures averaging 115 mm Hg. JAMA 202:1028–1034
201. Veterans Administration Cooperative Study Group on Antihypertensive Agents (1970) Effects of treatment on morbidity in hypertension. II. Results in patients with diastolic pressure averaging 90 through 114 mm Hg. JAMA 213:1143–1152
202. Viberti GC, Bilous RW, MacKintosh D, Keen H (1983) Monitoring glomerular function in diabetic nephropathy. A prospective study. Am J Med 74:256–264
203. Viberti GC, Jarrett RJ, Mahmud U, Holl RD, Argyropoulos A, Keen H (1982) Microalbuminuria as a predictor of clinical nephropathy in insulin-dependent diabetes mellitus. Lancet I:1430–1432
204. Viberti GC, Keen H, Wiseman MJ (1987) Raised arterial pressure in parents of proteinuric insulin-dependent diabetes. Br Med J 295:515–517
205. Vidt DG, Bravo EL, Fouad FM (1982) Captopril. N Engl J Med 306:214–219
206. Voors AW, Radhakrishnamurty B, Srinivasan SR, Webber LS, Berenson GS (1981) Plasma glucose level related to blood pressure in 272 children, aged 7–15 years, sampled from a total biracial population. Am J Epidemiol 113:347–356
207. Waal-Manning HJ (1979) Can beta-blockers be used in diabetic patients? Drugs 17:157–160
208. Waal-Manning HJ, Simpson FO (1977) Beta-blockers and lipid metabolism. Br Med J 2:705
209. Wada S, Makayama M, Masaki K (1982) Effects of diltiazem hydrochloride on serum lipids: comparison with beta-blockers. Clin Ther 5:163–173
210. Warram Jh, Martin BC, Gleason RE, Soeldner JS (1987) Slow glucose removal rate but not insulin secretion predicts development of NIDDM in offspring of two NIDDM parents. Diabetes 36 [suppl. 1]:14A
211. Weidmann P (1980) Recent pathogenic aspects in essential hypertension and hypertension associated with diabetes mellitus. Klin Wochenschr 58:1071–1089
212. Weidmann P, Beretta-Piccoli C, Keusch G, Gluck Z, Mujagic M, Grimm M, Meier A, Ziegler WH (1979) Sodium-volume factor, cardiovascular reactivity and hypotensive mechanism of diuretic therapy in mild hypertension associated with diabetes mellitus. Am J Med 67:779–784
213. Weidmann P, Beretta-Piccoli C, Trost BN (1985) Pressor factors and responsiveness in hypertension accompanying diabetes mellitus. Hypertension 7 [suppl. 2]:33–42
214. Weinberger MH (1985) Antihypertensive Therapy and lipids: evidence, mechanisms and implications. Arch Intern Med 145:1102–1105
215. Weinberger MH, Weir RJ (1983) Oral contraceptives and hypertension. In: Robertson JIS (ed) Handbook of hypertension, vol 2. Elsevier, Amsterdam, pp 196–207
216. Welborn TA, Breckenridge A, Dillery CT, Rubinstein AH, Fraser TR (1966) Serum-insulin in essential hypertension and in peripheral vascular disease. Lancet I:1336–1337
217. Werle E, Korsten H (1938) Der Kallikreingehalt des Harns, des Speichels und des Blutes bei Gesunden und Kranken. Z Ges Exp Med 103:153–156
218. Westermark P (1972) Quantitative studies of amyloid in the islets of Langerhans. Uppsala J Med Sci 77:91–94
219. Westermark P, Wernstedt C, O'Brien TD, Hayden DW, Johnson KH (1987) Islet amyloid in type 2 human diabetes mellitus and adult diabetic cats contains a novel putative polypeptide hormone. Am J Pathol 127:414–417
220. Whitcroft EA, Thomas JM, Rawsthorne A, Wilkinson N, Thompson H (1990) Effects of alpha and beta adrenoceptor blocking drugs and ACE inhibitors on long-term

glucose and lipid control in hypertensive non-insulin dependent diabetics. Horm Metab Res [suppl. 22]:42–46
221. Wicklmayr M, Dietze G (1977) Effect of oral kallikrein and intrabrachial-arterial bradykinin on forearm metabolism in maturity onset diabetics. In: Haberland GL, Rohen JW, Suzuki T (eds) Kininogenases. Schattauer, Stuttgart New York, pp 299–321
222. Wilhelmsen L, Berglund G, Elmfeldt D, Fitzsimons T, Holzgreve H, Hosie J, Hörnkvist PE, Pennert K, Tuomilehto J, Wedel H (1987) Beta-blockers versus diuretics in hypertensive men: main results from the HAPPY trial. J Hypertens 5:561–572
223. Wingard DL, Barrett-Connor E (1987) Family history of diabetes and cardiovascular disease risk factors and mortality among euglycemic borderline hyperglycemic and diabetic adults. Am J Epidemiol 125:948–958
224. Winocour PH, Waldek S, Johns CW, Ohar H, Anderson DC (1986) Captopril may adversely affect renal function in hypertensive diabetic without established nephropathy. J Endocrinol 108 [suppl.]:216
225. Wiseman MJ, Viberti GC, Mackintosh D, Jarrett RJ, Keen H (1984) Glycemia, arterial pressure and microalbuminuria in type 1 (insulin-dependent) diabetes mellitus. Diabetologia 26:401–405
226. Working Group of Hypertension (1987) Statement on hypertension. Diabetes Care 10:764–776
227. Wright AD, Penny ME (1980) Beta-blockers and hypoglycemia. Diabetes Care 3:204–205
228. Zatz R, Dunn BR, Meyer TW, Anderson S, Rennke HG, Brenner BM (1986) Prevention of diabetic glomerulopathy by pharmacological amelioration of glomerular capillary hypertension. J Clin Invest 77:1925–1930
229. Zatz R, Meyer TM, Rennke HG, Brenner BM (1985) Predominance of hemodynamic rather than metabolic factors in the pathogenesis of diabetic glomerulopathy. Proc Natl Acad Sci USA 82:5963–5967

Verträglichkeits- und Sicherheitsprofil von Perindopril

J. P. SANTONI und J. L. IMBS

Bei mehr als 8 von 10 Hypertonikern ist das therapeutische Ziel einer medikamentösen Behandlung, bei Vorliegen einer leichten bis mittelschweren Hypertonie die Entwicklung einer Hochdruckkrankheit zu verhindern. Die heutige Möglichkeit einer individuellen Verschreibung ist ein deutlicher Fortschritt, und die Suche nach der optimalen Dosierung ist hierbei ein wichtiger Schritt, denn die optimale Dosis bewirkt eine zuverlässige Blutdruckkontrolle bei minimaler Nebenwirkungsrate. Somit ist es von entscheidender Bedeutung, sich so früh wie möglich über die Häufigkeit und den Schweregrad der zu erwartenden unerwünschten Wirkungen zu informieren, welche bei den jeweils wirksamen Dosen auftreten können. In Frankreich wurde die durchschnittliche optimale Tagesdosis von Perindopril als Einzeldosis mit 4 mg festgesetzt. Diese Arbeit präsentiert die Daten über die Verträglichkeit dieser Dosierung. Die Daten wurden im Rahmen klinischer Studien gesammelt, die für die Zulassung während der Phase III durchgeführt wurden.

Prüfung der Beziehung zwischen Perindoprildosis und blutdrucksenkender Wirkung

Die Prüfung der Dosis-Wirkung-Beziehung dient zur Festsetzung der optimalen Dosis, es ist dies die Dosis, die die maximale therapeutische Wirkung bei minimalen Nebenwirkungen zuläßt. Die Wahl trifft die niedrigste Dosis (auch die preisgünstigste), die diesen Vorzügen entspricht.

Luccioni et al. [1] untersuchten in einer kontrollierten Doppelblindstudie gegen Placebo bei Patienten mit leichter bis mittelschwerer Hypertonie die blutdrucksenkende Wirkung nach einer Dauerbehandlung mit täglicher Einmalgabe von 2, 4 und 8 mg Perindopril. Nach der 4. Behandlungswoche ergibt sich eine dosisabhängige Beziehung zwischen dem mittleren diastolischen Blutdruck und der Perindoprildosis. Der Blutdruck wurde mit automatischer Methode alle 10 min während 8 h nach der Morgeneinnahme von Perindopril gemessen. Die 2-mg-Dosierung zeigt keine signifikante Blutdrucksenkung. Die 4-mg-Dosierung wurde als die minimale wirksame Dosis bei Patienten mit leichter bis mittelschwerer Hypertonie gewählt. Lees u. Reid [2] bekamen mit dieser Einmalgabe von 4 mg pro Tag während eines Monats eine Senkung der durchschnittlichen Blutdruckwerte von 164/93 auf 142/82 mm Hg bei 7 Hypertoniepatienten. Die Studien von Morgan et al. [3] und von Asmar et al. [4]

zeigten auch eine Beziehung zwischen der antihypertensiven Wirkung und der Perindoprildosierungen von 2–8 mg pro Tag.

Verträglichkeit von Perindopril

Der Verlauf der Nierenfunktion und der Plasmakaliumkonzentration sowie das Auftreten von Hypotonie oder Husten wurden nach der Vorausschaumethode während der Phase III der Studien untersucht. Die Verträglichkeit der Perindoprilbehandlung wurde durch eine europäische Multizenterstudie mit 622 Patienten mit leichter bis mittelschwerer Hypertonie (diastolische Blutdruckwerte zwischen 95 und 125 mm Hg nach 4 Wochen mit Placebo) untersucht. Alle Patienten wurden mindestens während 3 Monate behandelt, 391 davon während einem Jahr oder mehr [5, 6].

Eine umkehrbare Beeinträchtigung der Nierenfunktion wurde von Angiotensinkonversionenzymhemmer berichtet im Zusammenhang mit der Wirkung von Angiotensin II auf die Nierenhämodynamik und die glomeruläre Filtration. Eine akute Gabe von Perindopril hat bei Hypertoniepatienten mit normaler Nierenfunktion eine Vasodilatation der Nierenarterien zu Folge, wie es die signifikante Abnahme des Nierenwiderstandes und die erhöhte Nierendurchblutung zeigt, während jedoch die glomeruläre Filtration unverändert blieb [7]. Während mittel- oder langandauerten Studien mit einer Referenzsubstanz gab es keine signifikanten Änderungen der Plasmakreatininkonzentration (3 Monate Perindoprilbehandlung). Während Langzeitbehandlung blieb das Plasmakreatinin bei allen Patienten unverändert, die regelmäßig über ein Jahr kontrolliert wurden, sowie bei Gruppen, die mit Monotherapie oder Kombinationstherapie behandelt wurden.

Durch die Abnahme der Plasmaangiotensin- und der Plasmaaldosteronkonzentration durch Angiotensinkonversionsenzymhemmer kann eine Erhöhung der Plasmakaliumkonzentration auftreten. Eine Hyperkaliämie (> 5 mmol/l) ist nur selten bei Abwesenheit einer Niereninsuffizienz vorhanden. Bei den Vergleichsstudien mit Referenzsubstanzen wurde eine signifikante Erhöhung der Plasmakaliumkonzentration mit Perindopril (von 4,24 bis 4,39 mmol/l, $p < 0,005$) und mit Captopril (von 4,19 bis 4,26 mmol/l, $p < 0,01$), beide bei Monotherapie, beobachtet. Die zusätzliche Gabe von Hydrochlorothiazid korrigierte diesen Effekt, ohne daß eine Hypokaliämie auftrat. Während einer Langzeitbehandlung mit Perindopril bei Patienten mit Monotherapie gibt es eine mittelmäßige, vorübergehende Erhöhung der Plasmakaliumkonzentration, aber keine Hyperkaliämie. Im Gegenteil bewirkte die zusätzliche Gabe von Hydrochlorothiazid eine Abnahme der Hyperkaliämie, die jedoch in den Normgrenzen blieb. Ebenso trat bei Hypertonikern mit Niereninsuffizienz, die über ein Jahr mit Perindopril behandelt wurden, keine signifikante Erhöhung der Hyperkaliämie auf [2]. Jedoch wurde bei 2 Patienten, die bei dieser Studie eine sich sehr verschlechternde Nierenfunktion und eine Plasmakaliumkonzentration an der oberen Normgrenze hatten, eine Hyperkaliämie geringer oder gleichwertig mit 6 mmol/l gemessen.

Übermäßige Blutdrucksenkungen wurden nach Behandlung mit Angiotensinkonversionenzymhemmer beobachtet, besonders nach der ersten Gabe bei Patienten mit stimuliertem Renin-Angiotensin-System. Während Phase-III-Studien mit Perindopril trat eine Hypotonie selten auf. Eine Hypotonie führte nur in einem Fall zur Absetzung der Langzeitbehandlung. Eine spezifische Doppelblindstudie wurde bei Hypertoniepatienten, die zuvor mit 25 mg Hydrochlorothiazid pro Tag oder Placebo eine Woche lang behandelt wurden, durchgeführt [8]. Die Wirkung einer Einmalverabreichung von 4 mg Perindopril auf den Blutdruck wurde 24 h lang nach Verabreichung untersucht. Die Dauer der blutdrucksenkenden Wirkung ist im Fall einer Vorbehandlung mit einem Diuretikum verlängert, aber das Ausmaß der durch Perindopril sich ergebenden Blutdrucksenkung ist nicht verändert, im Vergleich zur placebobehandelten Gruppe.

Seit der Markteinführung der Angiotensinkonversionsenzymhemmer ist das Auftreten von Husten, das durch Hemmung des Konversionsenzyms verursacht wird, klargestellt worden. Die genaue Wirkungsweise für das Auftreten dieses Hustens ist noch nicht klar, dennoch sind jetzt seine Eigenschaften gut bekannt: ein trockener Hustenanfall, begleitet mit der Empfindung einer Kehlkopfreizung, überwiegend in Ruhelage. Der Husten kommt allgemein in der ersten Behandlungswoche vor und kann so unangenehm werden, daß es zur Absetzung der Behandlung kommt. Die Absetzung führt dann schnell zum Verschwinden des Hustens. Das durch Perindopril bedingte Auftreten von Husten wurde systematisch durch Beobachtung der spontan oder auf Befragen angegebenen Beschwerden während der 3 Vergleichsstudien mit Referenzsubstanzen und während der Langzeitbehandlung untersucht. Die Häufigkeit von spontan angegebenem Husten war mit Perindopril niedrig, zwischen 0 und 1,2%, und blieb geringer oder gleichwertig als mit den Referenzsubstanzen. Die höheren Prozentsätze, die nach Befragen auftreten, kann man durch den Anregeeffekt dieser Auslese erklären. Während der Langzeitbehandlung mit Perindopril führte Husten bei nur 8 von 632 Patienten, bzw. 1,3%, zu einer Therapiebeendigung. Von 82 Patienten (13%), bei denen nach Befragen Husten vorkam, hatten nur 10 (1,6%) einen Husten, der durch Perindopril veranlaßt wurde. Bei den anderen 72 Patienten waren pathologische Veränderungen der Bronchien mit Husten vor der Perindoprilbehandlung vorhanden.

Während der Langzeitbehandlung mußten 36 Patienten (5,71%) die Behandlung wegen unerwünschter Nebenwirkungen vorzeitig abbrechen (Tabelle 1). Außer Husten waren die häufigsten Symptome: Magen-Darm-Störungen (0,95%), Hautreaktionen (0,47%) und Geschmackstörungen (0,32%). Die Magen-Darm-Störungen sind vielgestaltig und treten manchmal bei demselben Patienten auf: Magenschmerzen, Ekel und, aber selten, Brechreiz. Hautreaktionen sind nicht häufig: lokaler Hautausschlag mit Pruritus. Sie gehen nach Abbruch der Behandlung zurück. Nur ein Gesichtsödem wurde in dieser Studie von einem Patienten, der seit 13 Monaten mit Perindopril und anderen Arzneimitteln behandelt worden war, berichtet. Nach Abbruch aller Behandlungen wurde Perindopril ohne Wiedererscheinen des Ödems wieder verabreicht, so daß eine zweifelhafte Beziehung zwischen der Verabreichung von

Tabelle 1. Abbruch der Behandlung wegen unerwünschter Nebenwirkungen, klinische Versuche in Phase III ($n = 632$; 391 über 1 Jahr). (Nach [1])

Unerwünschte Nebenwirkungen	Gesamt	Rate [%]
Husten	8	1,27
Magen-Darm-Störungen	6	0,95
Hautreaktionen	3	0,47
Sexualbeschwerden	3	0,47
Geschmackstörungen	2	0,32
Schwindel	2	0,32
Hypotonie	2	0,32
Orthostatische Hypotonie	1	0,16
Schweißausbrüche	1	0,16
Hitzewallungen	1	0,16
Purpura thrombopenica	1	0,16
Proteinurie	1	0,16
Gesichtsödem	1	0,16
Tachykardie	1	0,16
Allgemeine Müdigkeit	1	0,16
Herzinfarkt	1	0,16
Multiple Symptome	1	0,16

Perindopril und dem beobachteten Effekt vorliegt. Die Geschmackstörungen bestehen aus Geschmackänderungen oder Verlust des Geschmacksinns.

Mehrere Behandlungen können mit Perindopril durchgeführt werden, ohne daß sich seine Verträglichkeit ändert. Für Hypertonien, die mit einer Monotherapie nicht unter Kontrolle gebracht werden können, wird die Kombination mit einem Thiaziddiuretikum empfohlen. Im allgemeinen dürfen kaliumsparende Diuretika nicht mit Angiotensinkonversionsenzymhemmer gleichzeitig gegeben werden. Unter den anderen Medikamenten, die während der Langzeitbehandlung mit Perindopril verschrieben wurden, wurden keine Wechselwirkungen mit Benzodiazepinen, Digitalisglykosiden, Nitraten, Antikoagulanzien oder nichtsteroidalen Antirheumatika beobachtet. Eine spezifische Studie zeigte, daß die Wechselwirkung zwischen Perindopril und Indometacin die blutdrucksenkende Wirkung von Perindopril bei der gleichzeitigen Gabe nicht beeinflußte. Es gibt auch keine Veränderungen der Blutelektrolyte.

In einer allgemeinen neuen Bilanz stellten Brichard u. Lambert [9] die Daten über die Verträglichkeit von Perindopril bei Patienten mit speziellen Risikofaktoren zusammen. Eine offene Studie, durchgeführt bei 91 älteren Patienten (Durchschnittsalter 79 Jahre), zeigt die bemerkenswert gute Verträglichkeit einer 6monatigen Perindoprilbehandlung, die mit einer Dosierung von 2 mg angefangen wurde, trotz einer vorübergehenden Abnahme der Kreatininclearance bei einer Patientin [10]. Bei Patienten mit arterieller Hypertonie und Niereninsuffizienz, die über ein Jahr mit Perindopril behandelt wurden, bleibt die glomeruläre Filtration, die durch die Kreatininclearance geschätzt wird, unverändert, obwohl eine signifikante Blutdrucksenkung gemessen wurde [2]. In dieser Studie wurde die Perindoprildosierung den Kreatininclearancewerten angepaßt. Bei Hypertoniepatienten mit Diabetes verbindet sich die antihypertensive Wirksamkeit von Perindopril mit einer positiven Wirkung auf die Proteinausscheidung; eine signifikante und dauerhafte Abnahme der Mikroalbuminurie wurde bei Patienten, die 9 Monate mit Perindopril behandelt wurden, beobachtet [9, 11].

Zusammenfassung

Der Zweck eines neuen Antihypertonikums besteht darin, bei einer Behandlung einer leichten bis mittelschweren unkomplizierten essentiellen Hypertonie die Entwicklung einer Hochdruckkrankheit zu verhindern. In diesem frühzeitigen Stadium, das einen hohen Prozentsatz der Bevölkerung ausmacht, muß der therapeutische Vorteil nicht durch Nebenwirkungen des Mittels beeinträchtigt werden. Es ist also wichtig, die optimale Dosierung mit Hilfe der Dosis-Wirkung-Beziehung des Antihypertensivums und mit Verträglichkeitsstudien mit einer hohen Anzahl von behandelten Hypertoniepatienten festzusetzen. Somit scheint die Dosis von 4 mg Perindopril pro Tag ein befriedigendes Verhältnis von Wirksamkeit und Toleranz zu haben.

Literatur

1. Luccioni R, Frances Y, Gass R, Gilgenkrantz JM (1989) Evaluation of the dose-effect relationship of perindopril in the treatment of hypertension. Clin Exp (Theory and Practice) A 11 (Suppl 2):S 21 – S 34
2. Lees KR, Reid JL (1987) The haemodynamic and humoral effects of treatment for one month with the angiotensin-converting enzyme inhibitor perindopril in salt replete hypertensive patients. Eur J Clin Pharmacol 31:519–524
3. Morgan T, Anderson A, Wilson D, Murphy J, Nowson C (1987) The effect of perindopril on blood pressure in humans on different sodium intakes. J Cardiovasc Pharmacol 10 (Suppl 7):116–118
4. Asmar RG, Safar ME, Santoni PH, Pannier BM, London GM (1987) Forearm arterial haemodynamics following angiotensin converting enzyme inhibition by perindopril in essential hypertension. J Hypertension 6 (Suppl 5):169–171
5. Santoni JP, Richard C, Pouyollon F, Castaings C, Brown C (1989) Tolerance and safety of perindopril. Clin Exp (Theory and Practice) A 11 (Suppl 2):605–617
6. Santoni JP, Bizot-Espiard JG, Brown C (1989) Traitement de première intention de l'hypertension artérielle. Efficacité et sécurité d'emploi du périndopril. Ann Cardiol Angéiol 38 (7bis):477–482
7. Chaignon M, Barrou Z, Ayad M, Lucsko M, Aubert P, Perret L, Guedon J (1988) Effects of perindopril on renal hemodynamics and natriuresis in essential hypertension. J Hypertension 6 (Suppl 3):61–64
8. Cockroft J, O'Flynn M, Brown C, Dollery CT (1989) Effect of perindopril on blood pressure and the renin-angiotensin system in hypertensive patients with or without diuretic pretreatment. (Abstract in: *First International Symposium on ACE inhibition, London*)
9. Brichard S, Lambert AE (1990) Perindopril safety and tolerance in at-risk patients. Drugs 39 (Suppl 1):64–70
10. Forette F, McClaran J, Delesalle MC, Hervy MP, Boucharcourt P et al. (1989) Intérêt des inhibiteurs de l'enzyme de conversion chez le sujet âgé. Arch Mal Cœur 82:79–85
11. Brichard SM, Thomas JR, Santoni JP, Ketelslegers JM, Lambert AE (1988) Long term correction of micro-albuminuria with angiotensin converting enzyme inhibitor in hypertensive diabetic patients. Acta Med Belg 43 (Suppl 12):70

Stellung der ACE-Hemmer bei der Behandlung kardiovaskulärer Erkrankungen – Gegenwart und Zukunft

K. O. STUMPE

Die Einführung der ACE-Hemmer in die klinische Medizin ist ein Beispiel für eine zielgerichtete pharmakologische Entwicklung und stellt ein völlig neues, pathophysiologisch sinnvolles Prinzip für die Behandlung der arteriellen Hypertonie und der Herzinsuffizienz dar [1, 2]. Aufgrund der Erfahrungen, die in den vergangenen 12 Jahren mit dieser Therapie in der praktischen Medizin gewonnen wurden, werden ACE-Hemmer heute neben Kalziumantagonisten, β-Rezeptorenblockern, Diuretika und postsynaptischen α-Blockern zur Initialbehandlung von hypertensiven Patienten eingesetzt [3].

Günstige hämodynamische Effekte

Der Erfolg der ACE-Hemmer erklärt sich aus einer Reihe günstiger Eigenschaften. Diese Substanzen senken effektiv den erhöhten systolischen und diastolischen Blutdruck und führen bei etwa 50% der Patienten mit leichter bis mittelschwerer Hypertonie zu einer Blutdrucknormalisierung. Der Blutdrucksenkung liegt eine Abnahme des erhöhten peripheren Gefäßwiderstandes zugrunde. Das Herzzeitvolumen und die Herzfrequenz bleiben unbeeinflußt [4]. Das bedeutet, daß die normale Kreislauffunktion wiederhergestellt wird und die Substanzen trotz ihrer vasodilatierenden Wirkung nicht wie direkte Vasodilatatoren zu einer Zunahme der Herzfrequenz führen. Diese günstige hämodynamische Wirkung steht auch im Gegensatz zu derjenigen von β-Rezeptorenblockern, die mit Ausnahme von Pindolol, Labetalol, Celiprolol, Dilevalol o. ä. eher zu einer Abnahme des Herzzeitvolumens und zu einer Zunahme des peripheren Gefäßwiderstandes führen. Unter ACE-Hemmung kommt es auch nicht zu einer Expansion des intravasalen Volumens. Ebenso werden neurohormonale vasokonstriktorische Systeme (Angiotensin II) sowie natrium- und wasserretinierende Mechanismen (Aldosteron) nicht stimuliert, so daß gewöhnlich ein Nachlassen des antihypertensiven Effekts auch unter Langzeittherapie nicht beobachtet wird [4–6]. ACE-Hemmer allein oder in Kombination mit Diuretika interferieren nicht mit den homöostatischen kardiovaskulären Reaktionen auf das Einnehmen einer aufrechten Körperhaltung und unter Belastung [7]. Die arterielle Dilatation, die für die Abnahme des verminderten Gefäßwiderstandes verantwortlich ist, scheint in jedem Zielorgan der Erkrankung aufzutreten. Im Gegensatz zu direkten Vasodilatatoren und adrenergen Inhibitoren führen ACE-Hemmer zu einer Dilatation sowohl der efferenten als auch der afferenten glomerulären Arteriolen in der Niere und senken dadurch den glomerulären hydrostatischen Druck, obwohl die renale Durchblutung und das Glomerulumfiltrat erhalten bleiben [8]. Diese renalen Besonderheiten können sich vorteilhaft im Sinne einer Nephroprotektion bei Patienten mit Diabetes mellitus auswirken [9]. ACE-Hemmer besitzen ebenfalls einen günstigen funktionellen Einfluß auf die größeren Arterien, wie z. B. die A. brachialis oder A. femoralis. In diesen Gefäßen führen sie zu einer Zunahme des Gefäßdurchmessers und zu einer Verbesserung der Compliance, was wiederum eine Zunahme der Durchblutung in diesen Gefäßen nach sich zieht [10]. Die Beeinflussung des Durchmessers und der Compliance der größeren Blutgefäße scheint insbesondere bei älteren Patienten von Vorteil zu sein, bei denen ein arteriosklerotisch bedingter geringerer Gefäßdurchmesser und eine verminderte Compliance zu isolierten systolischen Blutdrucksteigerungen führen können. ACE-Hemmer sind daher mit Erfolg bei isolierter systolischer Hypertonie des älteren Patienten eingesetzt worden [11].

Rückbildung hypertoniebedingter struktureller Veränderungen der Herz- und Gefäßmuskulatur

ACE-Hemmer reduzieren bei Hypertonie nicht nur die linksventrikuläre Nachlast, sondern vermindern auch die Masse und die Wanddicke des Herzmuskels [12, 13]. Eine Rückbildung der Myokardhypertrophie läßt sich bereits nach 3–4 Monaten unter einer ACE-Hemmertherapie nachweisen. Neuere Befunde weisen darauf hin, daß ACE-Hemmer auch die hypertrophierte Gefäßwand bei Hypertonie zurückbilden können, und zwar unabhängig von der Blutdrucksenkung [14, 15]. Die Mechanismen, die diesen Wirkungen zugrunde liegen, sind im einzelnen noch nicht geklärt, doch schließen sie wahrscheinlich die autokrinen/parakrinen Wirkungen des Renin-Angiotensin-Systems und seiner Effekte auf biologische Vorgänge innerhalb der glatten Gefäßmuskelzelle und des kardialen Myozyten ein. Untersuchungen mit dem ACE-Hemmer Perindopril haben gezeigt, daß bereits nach einmonatiger Behandlung die hochdruckinduzierte Mediahypertrophie im Tierversuch (Abb. 1–3) signifikant reduziert werden konnte [15]. Die Zunahme der Mediadicke bei Hypertonie ist möglicherweise partiell auf eine lokal vermehrte Bildung von Angiotensin II zurückzuführen, da Angiotensin II die Proteinsynthese in glatten Gefäßmuskelzellen stimuliert.

Risikofaktorenprofil unter ACE-Hemmung

ACE-Hemmer besitzen keine ungünstigen Wirkungen auf den Fett-, Glukose- und Harnsäurestoffwechsel und führen zu keiner Senkung der Serumkaliumkonzentration [4]. Neuere Befunde weisen darauf hin, daß bei hypertensiven Patienten die häufig nachweisbare verminderte Insulinsensitivität [16], die mit erhöhten Seruminsulinkonzentrationen einhergeht, durch ACE-Hemmung

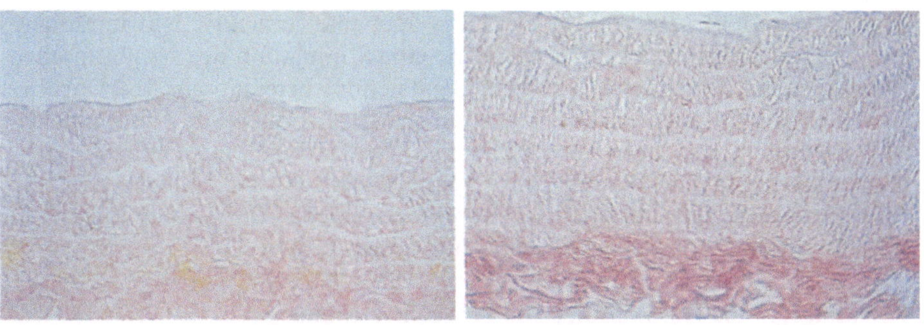

Abb. 1 a, b. Extrazelluläres Kollagen der Arterienmedia (Färbung: Orcein, Vergr. 400:1). **a** Mediahypertrophie mit deutlicher Zunahme extrazellulären Kollagens, **b** signifikante Mediahypertrophiereduktion und Abnahme von extrazellulärem Kollagen nach Perindopril-Behandlung

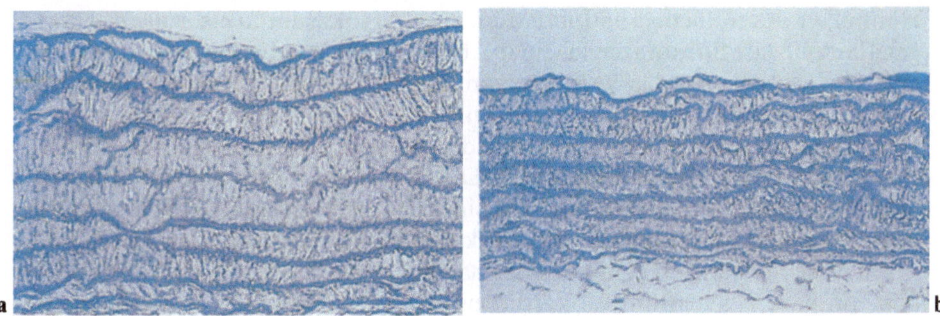

Abb. 2 a, b. Elastische Fasern der Arterienmedia (Färbung: Siriusrot, Vergr. 400:1). **a** Mediahypertrophie mit relativer Abnahme und teilweiser Schädigung von elastischen Fasern, **b** signifikante Verbesserung des Elastin-Kollagen-Quotienten und lamelläre Anordnung der elastischen Fasern nach Perindopril-Behandlung

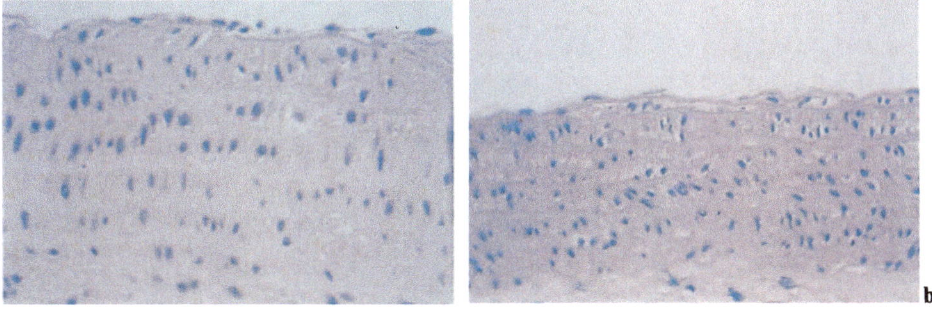

Abb. 3 a, b. Zellkerne der Arterienmedia (Färbung: Hämatoxylin, Vergr. 400:1). **a** Muskelzellhypertrophie mit deutlicher Zunahme der Zellkerngröße, **b** signifikante Reduktion der glatten Muskelzellhypertrophie und relative Zunahme der Zellkerndichte nach Perindopril-Behandlung

günstig beeinflußt wird [17]. Insulin kann über eine vermehrte Natriumionen- und Wasserresorption in der Niere sowie eine Stimulation des sympathischen Nervensystems direkt an der Hochdruckentstehung beteiligt sein [16]. Darüber hinaus ist Insulin ebenfalls als Wachstumsfaktor für die glatte Gefäßmuskelzelle anzusehen und kann bei erhöhten Konzentrationen zur Gefäßwandhypertrophie beitragen [16]. Es konnte gezeigt werden, daß im Gegensatz zu ACE-Hemmern Diuretika und β-Rezeptorenblocker die Insulinsensitivität senken und zu erhöhten Insulinkonzentrationen führen [18].

Potential für eine Kardioprotektion der ACE-Hemmung

Bisher gibt es keine Interventionsstudien zur Wirksamkeit der ACE-Hemmer, d. h. zur Klärung der Frage, ob ACE-Hemmer in der Lage sind, die Inzidenz des Schlaganfalls und des Myokardinfarkts bei Patienten mit Hypertonie zu senken. Eine Reihe groß angelegter Interventionsstudien mit Diuretika und β-Rezeptoren-Blockern konnte nicht demonstrieren, daß diese Substanzen die Häufigkeit des tödlichen und nichttödlichen Myokardinfarkts senken. Dagegen führen beide Substanzen zu einer Abnahme der Inzidenz des Schlaganfalls [19]. Die Ursache für das Versagen von Diuretika und β-Blockern, das koronare Risiko bei Patienten mit Hypertonie zu senken, ist unklar. Als möglicher Grund sind die ungünstigen Effekte beider Substanzen auf den Fett-, Glukose-, Harnsäure- und Kaliumstoffwechsel (Diuretika) diskutiert worden [20]. Aufgrund der günstigen metabolischen Eigenschaften der ACE-Hemmer sowie ihrer günstigen funktionellen und strukturellen kardiovaskulären Effekte besitzen diese Substanzen zumindestens das Potential für eine Kardioprotektion bzw. primäre Prävention des kardiovaskulären Risikos. Dies zeigt folgende Übersicht:

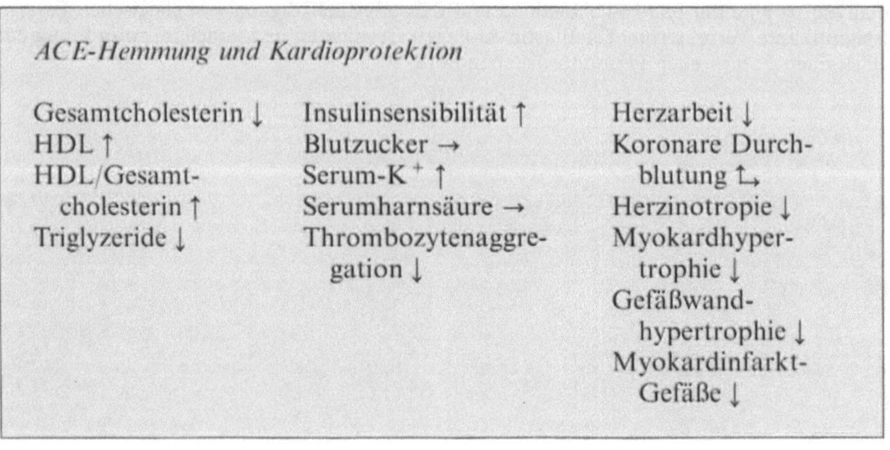

Verträglichkeit

ACE-Hemmer sind praktisch frei von unerwünschten subjektiven und objektiven Wirkungen. Eine klinisch relevante unerwünschte Wirkung ist das Auftreten eines trockenen Hustens mit einer Inzidenz von etwa 5% [21]. Diese Nebenwirkung wird häufiger beobachtet unter langwirkenden ACE-Hemmern als unter kurzwirkenden. Bei einigen Patienten läßt sich daher beim Auftreten des trockenen Hustens unter einem langwirkenden ACE-Hemmer eine Milderung der Symptomatik durch Umsetzen auf einen kurzwirkenden ACE-Hemmer erzielen. Häufigkeit und Intensität der unter sehr hohen Dosen von Captopril und Enalapril beobachteten unerwünschten Wirkungen wie Auftreten einer Proteinurie und einer Leukozytopenie sind unter den jetzt angewandten Dosierungen als klinisch nicht mehr relevant anzusehen [21]. Das Fehlen von subjektiven Nebenwirkungen, wie Müdigkeit, körperliche Schwäche, Störungen der sexuellen Funktion, ist sehr wahrscheinlich auf die günstigen hämodynamischen Wirkungen der ACE-Hemmer zurückzuführen [4].

Zukunft und Perspektiven der Therapie mit ACE-Hemmern

Die Behandlung mit ACE-Hemmern wird sich wahrscheinlich in Zukunft noch erweitern und insbesondere bei der Therapie der großen Gruppe der Patienten mit leichter Hypertonie entweder als initiale Monotherapie oder in Kombination mit geringen Dosen eines Diuretikums oder eines Kalziumantagonisten zunehmend an Bedeutung gewinnen. Die meisten ACE-Hemmer können einmal täglich appliziert werden und tragen zu einer verbesserten Compliance des Patienten bei. Es ist wichtig, darauf hinzuweisen, daß ACE-Hemmer ihren maximalen Effekt erst 3–4 Wochen nach Beginn der Therapie zeigen. Ist der Blutdruck einmal kontrolliert, kann versucht werden, die Dosis zu reduzieren, so daß die Kosten und das Risiko von unerwünschten Wirkungen vermindert werden können. Die besondere Effektivität der ACE-Hemmer bei systolischer Hypertension sowie ihre gute Verträglichkeit bei älteren Patienten werden zu ihrer vermehrten Anwendung in dieser Altersgruppe führen.

Organspezifische Wirkung

Die besondere Bedeutung der ACE-Hemmer für die Zukunft liegt möglicherweise in ihrer organspezifischen Wirkung. Mit Hilfe autoradiographischer Methoden ist es heute möglich, neue oder auch bereits zur Verfügung stehende ACE-Hemmer daraufhin zu untersuchen, inwieweit sie selektiv auf spezifische Organ-Renin-Angiotensin-Systeme, z. B. im Herzen, in den Blutgefäßwänden, in der Niere, im Hirn u. a., wirken [24]. Erste tierexperimentelle Befunde weisen darauf hin, daß es möglich ist, ACE-Hemmer zu entwickeln, die nur in ganz speziellen Organen wirken. So gibt es bereits heute ACE-Hemmer, die die Blut-Hirn-Schranke überschreiten und möglicherweise in zerebralen Zentren wirken, die für die Blutdruckregulation und insbesondere für die Auslösung der Hypertonie verantwortlich sind. Japanische Forscher haben einen ACE-Hemmer in der ersten Phase der tierexperimentellen Erprobung, der eine ausgeprägte zerebrale Wirkung insofern zeigt, als daß er die Gedächtnisleistung bei Ratten steigert und diejenige alter Ratten wieder verbessert.

Von großer praktischer Bedeutung wird in Zukunft der Einsatz von ACE-Hemmern unter dem Gesichtspunkt der renalen Protektion bei Patienten mit Diabetes mellitus sein [9]. Eine Reihe von Untersuchungen haben gezeigt, daß ACE-Hemmer wirksame und gut verträgliche Substanzen bei Patienten mit Diabetes mellitus und Hypertonie sind und daß sie zu einer Abnahme der Albuminurie führen [9]. Untersuchungen weisen darauf hin, daß unter ACE-Hemmung die Hyperfiltration des Eiweißes in den Glomerula vermindert wird als Folge einer Abnahme des efferenten arteriolären Widerstandes, wodurch der intraglomeruläre Druck gesenkt wird. Auch die retinalen vaskulären Veränderungen bei Diabetes mellitus könnten eine Indikation für ACE-Hemmer sein. Es ist bekannt, daß das Renin-Angiotensin-System innerhalb des Auges vorkommt, und es ist nicht auszuschließen, daß eine Aktivierung dieses lokalen Renin-Angiotensin-Systems für die proliferative Retinopathie bei Diabetes mellitus von Bedeutung ist. Insbesondere könnte Angiotensin II einen trophischen Stimulus für eine Neovaskularisation des Augenhintergrundes darstellen, so daß bei Klärung dieser Frage ACE-Hemmer nicht nur den Blutdruck, die Mikroalbuminurie und Nephropathie bei Patienten mit Diabetes mellitus kontrollieren würden, sondern auch die diabetische Retinopathie günstig beeinflussen bzw. diese verhindern könnten. Von weiterer Bedeutung wird sein, festzustellen, welche ACE-Hemmer eine besonders günstige Wirkung auf die glatten Muskelzellen der Gefäßwände und der Herzmuskelzelle haben, insbesondere, inwieweit sie die durch die Hypertonie induzierten ungünstigen strukturellen Veränderungen zur Rückbildung bringen können. Mit Hilfe autoradiographischer Methoden konnte gezeigt werden, daß der ACE-Hemmer Perindopril in den Gefäßwänden hypertoner Ratten auch dann noch wirksam ist und das Angiotensinkonversionsenzym hemmt, wenn die ACE-Konzentration im zirkulierenden Blut bereits normal ist [22]. Dies könnte mit der Annahme vereinbar sein, daß dieser ACE-Hemmer besonders in den Gefäßwänden wirksam ist, und in der Tat zeigen die Untersuchungen an hypertensiven Ratten, daß es unter diesem ACE-Hemmer zu einer signifikanten Rückbildung der strukturellen Veränderungen nicht nur am Herz [12, 13], sondern insbesondere in den Gefäßwänden kommt. Neuere Untersuchungen aus den USA und aus Spanien zeigen, daß ACE-Hemmer zusammen mit Diuretika die renale Funktion bei Patienten nach erfolgter Herztransplantation, die gleichzeitig mit Cyclosporinen therapiert werden, aufrechterhalten [13]. Es ist vorstellbar, daß sich ähnlich günstige Effekte bei Patienten nach erfolgter Nierentransplantation nachweisen lassen. Neuere Befunde aus den Niederlanden haben gezeigt, daß die ACE-Hemmung zusammen mit einer thrombolytischen Therapie vorteilhaft bei akutem Herzinfarkt ist [24]. Zusammen mit dem günstigen Effekt der ACE-Hemmung auf Reperfusionsarrhythmien, der in Tieruntersuchungen nachgewiesen wurde, könnte sich eine potentielle Bedeutung der ACE-Hemmer als Zusatztherapie bei Patienten unter thrombolytischer Behandlung ergeben.

Mit der Entwicklung zahlreicher neuer ACE-Hemmer haben wir in Zukunft die Möglichkeit, die Rolle lokaler Renin-Angiotensin-Systeme unter physiologischen wie auch pathophysiologischen Bedingungen besser zu verstehen. Es ist denkbar, daß in Zukunft ACE-Hemmer unter dem Gesichtspunkt ihrer organspezifischen Wirkung eingesetzt werden können und somit eine gezielte Behandlungsmöglichkeit besteht, um Qualität und Dauer des Lebens der Patienten zu verbessern bzw. zu verlängern.

Literatur

1. Cushman DW, Cheung HS, Sabo EF, Ondetti MA (1977) Design of potent competitive inhibitors of angiotensin-converting enzyme. Biochemistry 16:5484–5487
2. Cushman DW, Cheung HS, Sabo EF, Ondetti MA (1978) Design of new antihypertensive drugs: Potent and specific inhibitors of angiotensin-converting enzyme. Progr Cardiovasc Dis 21:176–180
3. 1988 Joint National Committee (1988) The 1988 report of the Joint National Committee for the detection, evaluation, and treatment of high blood pressure. Arch Intern Med 148:1023–1038
4. Stumpe KO, Overlack A, Kolloch R, Schreyer S (1982) Longterm efficacy of angiotensin-converting enzyme inhibition with captopril in mild–moderate essential hypertension. Br J Clin Pharmacol 14:121S–126S
5. Imai Y, Abe K, Seino M, Haruyama T, Tajiama J, Sato M, Goto T et al. (1982) Attenuation of pressor response to norepinephrine and vasopressin by captopril in human subjects. Hypertension 4:444–450
6. Warren SE, O'Connor DT, Cohen IM (1983) Autonomic and baroreflex function after captopril in hypertension. Am Heart 105:1002–1007
7. Cody RJ jr, Franklin KW, Laragh JH (1982) Postural hypertension during tilt with chronic captopril and diuretic therapy of severe congestive heart failure. Am Heart J 103:480–486
8. Anderson S, Rennke HG, Brenner BM (1986) Therapeutic advantage of converting enzyme inhibitors in arresting progressive renal diseases associated with systemic hypertension in the rat. J Clin Invest 77:1993–2000
9. Taguma Y, Kitamoto Y, Futaki G, Ueda H, Monma H, Ishizaki M, Takahashi H, Sekino H, Sasaki Y (1985) Effect of captopril on heavy proteinuria in azotemic diabetics. N Engl J Med 313:1617–1620
10. Asmar RG, Pannier B, Santoni J-Ph, Laurent S, London GM, Levy BI, Safar ME (1988) Reversion of cardiac hypertrophy and reduced arterial compliance after converting enzyme inhibition in essential hypertension. Circulation 78:941–948
11. Fröhlich ED, Cooper RA, Lewis EJ (1984) Review of the overall experience of captopril in hypertension. Arch Intern Med 144:1441–1444
12. Ventura HO, Fröhlich ED, Messerli FH, Kobrin I, Kardon MB (1985) Cardiovascular effects and regional blood flow distribution associated with angiotensin converting enzyme inhibition (captopril) in essential hypertension. Am J Cardiol 55:1023–1026
13. Dunn FG, Oigman W, Ventura HO, Messerli FH, Kobrin I, Fröhlich ED (1984) Enalapril improves systemic and renal hemodynamics and allows regression of left ventricular mass in essential hypertension. Am J Cardiol 2:57–61
14. Christensen KL, Jespersen LT, Mulvany MJ (1989) Development of blood pressure in spontaneously hypertensive rats after withdrawal of long-term treatment related to vascular structure. J Hypertension 7:83–90
15. Levy BI, Michel JB, Salzmann JL, Devissaguet M, Camilleri JP, Safar ME (1989) Effects of chronic converting enzyme inhibition on the structure and function of large arteries in the rat. Clin Exp (Theory and Practice) A 11 (Suppl 2):487–498

16. Ferrannini E, Buzzigoli G, Bonadonna R (1987) Insulin resistance in essential hypertension. N Engl J Med 317:350–357
17. Pollare T, Lithell H, Berne C (1989) A comparison of the effects of hydrochlorothiazide and captopril on glucose and lipid metabolism in patients with hypertension. N Engl J Med 321:868–873
18. Pollare T, Lithell H, Selinus I, Berne C (1989) Sensitivity to insulin during treatment with atenolol and metroprolol: a randomized, double-blind-study of effects on carbohydrate and lipoprotein metabolism in hypertensive patients. Br Med J 298:1152–1157
19. MacMahon SW, Cutler JA, Furberg CD, Payne GH (1989) The effects of drug treatment for hypertension on morbidity and mortality from cardiovascular disease: a review of randomized controlled trials. Prog Cardiovasc Dis 29 (Suppl 1):99
20. Ames RP, Hill P (1976) Increase in serum lipids during treatment of hypertension with chlorthalidone. Lancet I:721
21. Sesoko S, Keneko Y (1985) Cough associated with use of captopril. Arch Intern Med 145:1524
22. Sakaguchi K, Chai SY, Jackson B, Johnston CJ, Mendelsohn FAO (1988) Inhibition of tissue angiotensin converting enzyme. Hypertension 11/3:230–238
23. Elliot WJ, Murphy MB, Karp R (1988) Long-term preservation of renal function in hypertensive cardiac transplant recipients with enalapril and a diuretic. (Proceedings; International Symposium on ACE Inhibition, London; Abstract F 068)
24. Kingma JH, Van Gilst WH, Graeff P de, Louwerenburg HW, Six AJ, Wesseling H (1988) Captopril during thrombolysis in myocardial infarction: Feasibility, tolerance and beneficial neurohumoral effects. (Proceedings; International Symposium on ACE Inhibition, London; Abstract F 182)

Anhang

„Arterienwand, Regionale Hämodynamik und ACE-Hemmung" – ein Symposiumsbericht vom 5. Kongreß der „American Society of Hypertension"

E. Bassenge

Im Rahmen des 5. Kongresses der Amerikanischen Gesellschaft für Hochdruckforschung wurde am 19. Mai 1990 ein Symposium abgehalten, das eine Reihe neuer Entwicklungen und Analysen zur Wirkung der ACE-Hemmung – hauptsächlich auf experimentellem Sektor – zum Thema hatte. In einer gut gelungenen Kombination von Übersichts- und Original-Referaten wurden neueste Befunde und Entwicklungen auf dem Gebiet der ACE-Hemmer dargestellt und lebhaft diskutiert.

Das Symposium konzentrierte sich dabei auf Untersuchungen an Zellkulturlinien, u. a. Tumor- und Gewebekulturen, an isolierten Organuntersuchungen und Tiermodellen wie auch auf Ergebnisse von Studien mit Probanden.

Im Folgenden wird eine kurze, zusammenfassende Darstellung der wichtigsten Beiträge dieses Symposiums gegeben.

**In vivo-Bestimmung der Gewebs-ACE-Hemmung
mittels Radio-Inhibitor-Verdrängungsmethode**

F. A. O. Mendelsohn, K. Sakaguchi, B. Jackson, S. Y. Chai
und C. I. Johnston (Australien)

Die wichtige Frage, inwieweit der Zeitverlauf der Gewebs-ACE-Hemmung auf
Organebene bzw. im Plasma durch die jeweiligen Plasmaspiegel eines ACE-
Inhibitors (Perindopril) wiedergegeben wird, ist unter in vivo Bedingungen an
Ratten untersucht worden. Nach oraler Gabe von Perindopril (1 mg/kg) errei-
chen die Plasmawerte des aktiven Metaboliten Perindopril-Säure nach 1–2 h
ein Maximum, bei dem gleichzeitig die Plasma-ACE-Aktivität weitgehend
unterdrückt war. Erst nach 24 h sind die Plasma-ACE-Spiegel wieder auf
die Ausgangswerte angestiegen und die Perindopril-Spiegel im Plasma nicht
mehr nachweisbar. Blutdruckanstiege nach intravenösen Testinjektionen von
Angiotensin I (A I) sind noch nach 4 h zu 95% unterdrückt; bis zu 24 h nach
der Applikation von A I bleiben die Blutdruckwerte unter dem Ausgangs-
niveau.

Die Hemmungsverläufe der ACE-Aktivität (mit der Methode des sog.
radio-inhibitor-displacement gemessen) sind in den einzelnen Organen unterschiedlich und spiegeln *nicht* die Dynamik der ACE-Aktivität im Plasma (bzw.
den Verlauf der Perindopril-Konzentrationen im Plasma) wider, sondern sind
den jeweiligen Verläufen der A I-induzierten, unterschiedlich starken Blutdruckanstiege sehr ähnlich.

Die ACE-Aktivität ist nach 4 h im proximalen Nierentubulus, in der Lunge
und in der Aorta deutlich gehemmt und nach 24 h nur ansatzweise wieder
erholt. Die paraventrikulären Strukturen des Gehirns zeigen die gleichen
ACE-Aktivitätsverläufe wie die peripheren Gewebe – im Gegensatz zu den
Strukturen innerhalb der Blut-Liquor-Schranke (z. B. Basalganglien und Epi-
thel des Plexus chorioideus) – die keine ACE-Hemmung, insbesondere bei
niedrigen Dosen von Perindopril, erkennen lassen.

Wenn allerdings hohe Dosierungen (4 und 16 mg/kg) angewendet werden,
kommt es zu einer progressiven, jedoch immer noch inkompletten Blockade
der ACE-Aktivität in den Basalganglien, also von Strukturen, die ja innerhalb
der Blut-Liquor-Schranke liegen.

Aus diesen Ergebnissen kann man folgern, daß die spezifischen Verlaufsmuster der ACE-Hemmung mit Perindopril von den jeweiligen Organen abhängig sind. Sie folgen jedoch weder dem Verlaufsmuster der Plasma-Perindo-
pril-Spiegel noch dem Verlaufsmuster der *ACE-Hemmung im Plasma*.

Endothelvermittelte Wirkungen von ACE-Hemmern

P. M. Vanhoutte und P. A. Kerth (USA)

Endothelabhängige Wirkungen von ACE-Inhibitoren stellen wahrscheinlich ein wichtiges therapeutisches Prinzip bei der peripheren Gefäßerweiterung mit Perindopril dar. Die primäre Wirkung der ACE-Hemmer verursacht eine Hemmung der Umwandlung von Angiotensin I in Angiotensin II. Dadurch erklärt sich die Senkung des peripheren Widerstandes durch ACE-Hemmer bei Patienten mit erhöhten, nicht aber die Wirkung bei Patienten mit normalen bzw. gesenkten Plasma-Renin-Spiegeln. Die gleichzeitige (ebenfalls ACE-abhängige) Unterdrückung des Abbaues von vasodilatierendem Bradykinin potenziert nämlich den dilatierenden Effekt dieses endogen produzierten Peptides. Dadurch kommt es sowohl zu einer direkten Erschlaffung verschiedener glatter Muskeln als auch zu einer zusätzlichen Freisetzung von vasodilatierenden Prostaglandinen aus der Gefäßwand, wie z. B. Prostazyklin. Außerdem bewirkt Bradykinin über eine Freisetzung von endothelial gebildetem Stickoxid (NO), das die lösliche Guanylatzyklase stimuliert und damit die cGMP-Produktion erhöht, eine Vasodilatation. Der ACE-Hemmer Perindoprilat (aktiver Metabolit von Perindopril) potenziert in verschiedenen experimentellen Versuchsmodellen die endothelabhängigen Dilatationen von Bradykinin: z. B. werden unterschwellige Dosen von Bradykinin in Gegenwart von Perindoprilat deutlich überschwellig! Ähnlich verhält es sich bei der Gabe von anderen, endothelabhängigen Dilatatoren wie z. B. Azetylcholin, die, Perindoprilat-induziert, deutlich verstärkte Dilatationen hervorrufen.

Eine erhöhte Freisetzung von EDRF/NO nach Perindoprilat in der Niere führt wahrscheinlich zu einer Feedback-Hemmung der Reninfreisetzung in der Niere.

Aus den verschiedenen experimentellen Untersuchungen unter in vitro Bedingungen haben die Autoren gefolgert, daß ACE-Hemmer wie Perindoprilat auch durch die Endothel-vermittelten Wirkungen (NO-/PGI_2-Freisetzung) eine periphere Vasodilatation induzieren.

Systemische und regionale hämodynamische Wirkungen von ACE-Hemmern im Tiermodell und beim Menschen

J. F. Giudicelli, C. Richter und C. Thuillez (Frankreich)

ACE-Hemmer (ACE-I) erniedrigen den peripheren Gefäßwiderstand. In welcher Weise sich diese – nicht homogenen Vasodilatationen – auf die einzelnen Organe auswirken, ist in 5 Untersuchungsreihen analysiert worden: Bei normo- bzw. hypertensiven Ratten, bei normo- bzw. hypertensiven Probanden und bei Patienten mit Herzinsuffizienz (HI).

Die stärkste Vasodilatation wird im Nierenbett beobachtet. Diese renale Dilatation führt zu einer starken (meist erwünschten) Zunahme der Nierendurchblutung, sogar schon bei nicht hypotensiven Dosierungen, und zwar besonders stark bei Ratten mit Hochdruck und bei Patienten mit HI.

Im Muskelbett bewirken ACE-I dosisabhängige Dilatationen sowohl bei normotonen als auch bei hypertonen Probanden (der gleiche Effekt wird bei Ratten beobachtet). Beim Menschen bezieht sich diese Dilatation sowohl auf die Arteriolen als auch auf die großen Arterien (anhand der Dopplertechnik gemessen). Auch die Muskeldurchblutung ist deutlich in allen Untersuchungsreihen erhöht – bei gesunden Probanden und Patienten stärker als in den Rattenserien.

Bei hypertonen Ratten und beim Menschen ist nach ACE-I die Zerebraldurchblutung erhöht, die Leber- und Splanchnikusdurchblutung jedoch nicht verändert bzw. sogar vermindert. Hier zeigen die verschiedenen ACE-I ganz ähnliche Wirkungsprofile.

Aus diesen Untersuchungsergebnissen haben die Autoren den Schluß gezogen,

- daß die ACE-I-induzierte Vasodilatation in den einzelnen Organen unterschiedlich stark ist,
- die stärkste Dilatation mit Zunahme der Durchblutung in der Niere erfolgt, aber auch etwas schwächer ausgeprägt im Muskelbett,
- diese Vasodilatation hauptsächlich die Arteriolen betrifft, aber auch die großen Gefäße in den Muskeln,
- und daß diese Wirkungen besonders ausgeprägt bei Patienten mit HI sind, was von therapeutischer Relevanz ist.

Antihypertensive Wirkungen von Gewebs-ACE-Hemmung

Th. Unger (Deutschland)

Die bedeutsame Frage, ob ACE-Hemmer günstige therapeutische Wirkungen auf die Gefäßwand und die Herzstruktur bzw. -funktion haben, die unabhängig von ihren unmittelbaren hämodynamischen Einflüssen sind, ist in verschiedenen Untersuchungsserien an (teilweise chronisch instrumentierten) Ratten geprüft worden.

Ursprünglich wurden die therapeutischen Wirkungen der ACE-Hemmer bei Hypertonie sowie bei Herzinsuffizienz hauptsächlich auf die Erniedrigung der zirkulierenden Plasma-Spiegel von Angiotensin II (A II) zurückgeführt. Schließlich wurde jedoch in zahlreichen klinischen und experimentellen Studien nachgewiesen, daß die ACE-Hemmer (ACE-I) auch dann wirksam waren, wenn das Plasma-Renin-Angiotensin System (RAS) *nicht* stimuliert war.

Neben einer noch nicht im Detail analysierten Wirkungsverstärkung von *lokal freigesetzten Kininen* durch ACE-I hat sich das Interesse an der Wirkungsanalyse von ACE-I deshalb intensiver den zusätzlichen Effekten von ACE-I auf verschiedene *lokale RASs* zugewendet. Lokale RASs konnten nämlich in verschiedenen Gefäßsegmenten, im Herz, in der Niere, in der Nebenniere und dem Gehirn nachgewiesen werden. Lokal gebildetes A II kann, ähnlich dem zirkulierenden A II, über Vasokonstriktion und Salz-Wasser-Retention unter verschiedenen pathophysiologischen Bedingungen zur kardiovaskulären Regulation beitragen.

Außerdem spielt A II als *mitogener Faktor* eine wichtige Rolle bei der Hypertrophie und Hyperplasie der Gefäßwandmedia und des Herzens. Bei verschiedenen Formen von experimenteller Hypertonie (Ratten) können durch verschiedene ACE-Hemmer in niedrigen Dosierungen, die noch nicht hypoton und auch nicht reduzierend auf Plasma-A II-Spiegel wirken, günstige therapeutische Wirkungen (Regression der Hypertrophie) dokumentiert werden. In einer weiteren Untersuchungsserie ist gezeigt worden, daß mit ACE-Hemmern die Progression von Glomerulonephritis und von Nierenversagen deutlich gehemmt werden kann, was sich wohl auch mit der Hemmung von lokal gebildetem A II als proliferativem Faktor erklären läßt.

Aus den verschiedenen Untersuchungen ist gefolgert worden, daß ACE-Hemmer über ihre Beeinflussung von lokalen Renin-Angiotensin-Systemen eine Reihe von günstigen therapeutischen Wirkungen entfalten, die unabhängig von ihren unmittelbaren hämodynamischen Effekten sind.

Regulation des Zellwachstums durch Angiotensin: Pathophysiologische Bedeutung in kardiovaskulären und nichtkardiovaskulären Geweben

R. Re, C. Li und O. Prakash (USA)

Seit einigen Jahren ist bekannt, daß verschiedene Komponenten des Renin-Angiotensin Systems (RAS) in einer Reihe von extrarenalen Geweben wie Gefäßmuskulatur, Herz, Gehirn, Ovarien und Nebenniere existieren. Diese extrarenalen Komponenten des RAS können sowohl lokal synthetisiert als auch aus dem Blut aufgenommen werden. Die genaue Funktion dieser extrarenalen Systeme ist größtenteils noch unbekannt.

Es ist nachgewiesen worden, daß kultivierte glatte Muskelzellen Renin synthetisieren – ebenso wie eine Reihe von Gefäßen in Tumoren und auch die ischämische Retina. In anderen Untersuchungsserien wurde dokumentiert, daß Angiotensin II (A II) sowohl eine Hypertrophie des Myokards als auch der arteriellen Gefäßmuskulatur verursacht. Folglich kann mit ACE-Hemmern bei spontan-hypertonen und bei normotonen WKY-Ratten die Messenger-Ribonukleinsäure für das Angiotensinogen deutlich gesenkt werden. Ebenso kann das durch A II geförderte Wachstum von gezüchteten, humanen Neuroblastomazellen durch verschiedene ACE-Hemmer deutlich verlangsamt werden, was auf eine potentielle Regulationswirkung von A II beim Wachstum von malignen Tumoren hinweist.

Vaskuläre Wirkungen von ACE-Hemmung mit Perindopril in normotonen und hypertonen Ratten

B. I. Levy, J. L. Salzmann, J. B. Michel und M. E. Safar (Frankreich)

Sowohl in der Initialphase wie auch im chronischen Zustand der arteriellen Hypertonie ändert sich die hämodynamische Funktion und die anatomische Struktur der arteriellen Gefäßwand. Wie sich diese Veränderungen bei chronischer Behandlung mit dem ACE-Hemmer Perindopril (1 mg/kg/Tag) verhalten, ist bei Ratten mit renovaskulärer (Goldblatt) Hypertonie, bei solchen mit spontaner Hypertension (SHR) und bei normotensiven Kontrolltieren (NR) untersucht worden. Die spontan-hypertensiven und renovaskulär-hypertensiven Tiere wurden mit normotensiven und scheinoperierten Tieren verglichen.

Die Gefäßwandfunktion ist mit Hilfe des phasischen Blutdruckes und -flusses in der Aorta beurteilt worden, wobei aus den phasischen Werten die charakteristische Impedanz (IMP) und die arterielle Compliance (AC) errechnet wurden. Unterschiede in der Wandstruktur sind durch Messung der Mediadicke, des Elastin- und Kollagengehaltes sowie der Zellkernformen und -dichte objektiviert worden.

Bei SHR und Goldblatt ist die Impedanz erhöht und die arterielle Compliance erniedrigt. Chronische Perindopril-Gabe führt bei Tieren mit Goldblatt-Hypertonie zur Normalisierung des Blutdruckes, der IMP und AC, bei spontan hypotensiven Ratten zur Blutdrucknormalisierung und Verbesserung, nicht jedoch zur völligen Normalisierung der Arterienwandfunktion (IMP und AC).

Die Perindoprilbehandlung führt auch zu einer Normalisierung der Gefäßwandstrukturen, insbesondere hinsichtlich Regression der Mediahypertrophie (bei den Tieren mit Goldblatt-Hypertonie), ohne allerdings den erhöhten Kollagengehalt zu normalisieren. Im Gegensatz dazu ist bei den behandelten SHR auch eine deutliche Regression des erhöhten Kollagengehalts und eine inkomplette Regression der Mediahypertrophie erzielt worden. Die Perindoprilgabe führt weder bei der Gruppe der SHR noch bei derjenigen mit Goldblatt-Hypertonie zu einer Änderung des Elastingehalts in der Aortenwand.

Als Resumee ergibt sich aus diesen Untersuchungsreihen, daß eine 3-monatige Perindoprilbehandlung von SHR- und Goldblatt-Ratten zu einer deutlichen Regression bzw. Normalisierung der Gefäßwandfunktion und -struktur führt; bei Goldblatt-Ratten konnte der erhöhte Kollagengehalt allerdings nicht normalisiert werden; bei SHR sind die funktionellen Wandveränderungen nicht völlig in den Normbereich zurückgekehrt.

**Perindopril-Wirkungen auf linksventrikuläre Hypertrophie,
Koronarfluß und mechanische Eigenschaften des Herzmuskels
bei hypertonen Goldblatt-Ratten**

Ph. Gosse, J. Grellet, S. Bonoron, L. Tariosse, P. Besse und M. Dallocchio
(Frankreich)

In dieser Studie mit hypertensiven Ratten ist die therapierelevante Frage geprüft worden, ob sich mit ACE-Hemmern wie Perindopril eine Regression der
Herzhypertrophie und eine Normalisierung des arteriellen Blutdruckes erzielen läßt. Dazu sind Herzfunktion, systemische und koronare Hämodynamik
bei wachen Ratten mit Goldblatt-Hochdruck vor und nach Intensain-Infusio-
nen untersucht worden, wobei die Durchblutung mit der Mikrosphärenme-
thode gemessen wurde. Die myokardiale Kontraktilität ist an isolierten Papil-
larmuskeln derselben Tiere untersucht worden, wobei hypertensive mit normotensiven und schein-operierten normotensiven Ratten derselben Altersgruppe verglichen worden sind.

Mit Perindopril sind die Blutdruckwerte völlig normalisiert worden (Erniedrigung von 156 auf 100 mm Hg gegenüber 106 mm Hg bei den normotensiven, schein-operierten Ratten). Gleichzeitig ist eine fast völlige Regression der
Herzhypertrophie zu beobachten (der Quotient aus linksventrikulärem Gewicht und Körpergewicht betrug 2,26 ± 0,38 in dem behandelten Kollektiv
gegenüber 3,1 ± 0,6 im unbehandelten und 2,0 ± 0,25 mg/g im schein-operierten Kollektiv).

Der minimale linksventrikuläre Koronarwiderstand (maximaler koronarer
Fluß) nach Gabe des Koronardilatators Intensain ist in der hypertensiven
Gruppe leicht erhöht gegenüber der schein-operierten und der mit Perindopril
behandelten Gruppe. Gleichzeitig wird die eingeschränkte Kontraktilität
durch Perindoprilbehandlung wieder auf normale Kontrollwerte zurückgeführt – mit Ausnahme einer noch etwas eingeschränkten Relaxation.

Die Autoren haben aus der Studie den Schluß gezogen, daß sich bei hypertensiven Ratten mit Perindopril eine völlige Normalisierung des Blutdruckes,
der Herzhypertrophie, der Koronarhämodynamik sowie der Kontraktilität des
Herzens erzielen läßt.

**ACE-Hemmung und postprandiale Hyperfiltration
bei normalen und ¾-nephrektomierten Ratten**

B. Corman und R. Vienet (Frankreich)

Bei normalen Ratten kommt es nach Futteraufnahme zu einer 30–50% Erhöhung der Nierendurchblutung und der glomerulären Filtrationsrate (GFR),
die durch chronische Anwendung von ACE-Hemmern unterdrückt werden
kann. In Ratten, bei denen ein Teil (¾) des Nierengewebes entfernt worden
war, ist gezeigt worden, daß sowohl eine Restriktion der Futterzufuhr, aber
auch eine chronische Behandlung mit ACE-Hemmern (ACE-I) in der Lage

waren, eine Glomerulosklerose und begleitende Proteinurie (die spontan im
Alter eintritt) weitgehend einzuschränken. Da die fütterungsbedingte Hyper-
filtration für das verbliebene Nierengewebe schädlich zu sein scheint und den
Krankheitsprozeß fördern kann, ist untersucht worden

- ob Ratten mit experimentell reduzierter Nierenmasse noch eine postprandiale Hyperfiltration zeigen,
- wie sich eine Restriktion der Futterzufuhr oder eine ACE-Hemmung bei
  der Reduktion des tubulären „Loads" auswirken, das dem verbleibenden
  Nierenanteil zur Filtration angeboten wird.

Dazu sind Ratten ¾-nephrektomiert und chronisch katheterisiert worden,
wobei eine Gruppe als Kontrolle diente, während die andere 10 Tage lang mit
Perindopril (1 mg/kg/Tag) behandelt wurde. Anschließend Messung der Nierenfunktion: einerseits bei normal gefütterten und andererseits bei Tieren, die
24 h keine Nahrungszufuhr erhielten, wobei die letzteren eine um 35% ge-
senkte GFR aufweisen. Dieser Unterschied zwischen den beiden Gruppen ist
nicht mehr nachweisbar, wenn die Tiere mit Perindopril behandelt worden
sind.

Die Autoren haben aus ihren Untersuchungen geschlossen, daß auch ¾-
(teil-)nephrektomierte Ratten nach Futteraufnahme ihre GFR deutlich erhöhen, was sich durch Perindopril signifikant hemmen läßt. Durch die Unterdrückung der postprandialen Hyperfiltration mit Hilfe chronischer ACE-I-
Gabe kann das tubuläre „Load" für das verbleibende Nierengewebe
gleichermaßen reduziert werden wie durch eine Beschränkung der Nahrungszufuhr.

Chronische Perindopril-Behandlung normalisiert überhöhten zerebralen Autoregulationsbereich bei hypertonen Goldblatt-Ratten

F. Muller, L. Bray, J. Atkinson, P. Janian, E. Scalbert, M. Devissaguet
und C. Capdeville (Frankreich)

Die Autoregulation der Hirndurchblutung wird bei chronischer Hypertonie zu
höheren Druckwerten hin verschoben, was durch *akute* Gabe von ACE-Hemmern wieder normalisiert werden kann. Wie sich die chronische Gabe von
Perindopril auf diese Verschiebung auswirkt, ist an Ratten mit renovaskulä-
rem Hochdruck (2-Nieren-Modell, eine Niere stenosiert) untersucht worden,
bei denen der arterielle Blutdruck (AD, mit chronischer Kanüle) die zerebrale
Durchblutung (CBF, mit der Wasserstoff-„clearance"-Technik gemessen) und
die Autoregulation analysiert wurden. Ein zweites normotones Kollektiv
diente als Kontrolle.

7 Wochen nach Nierenarterienstenosierung bzw. Scheinoperation erhielten
die Tiere täglich Perindopril in ansteigenden Dosen von 1 bis 8 mg/kg für
4 Wochen, bis der Blutdruck normalisiert war. 16–20 h nach der letzten Perindopril-Gabe wurden wieder der AD, CBF und der Autoregulationsbereich

gemessen, wobei sich zeigte, daß die chronische renovaskuläre Hypertonie eine deutliche Verschiebung des Autoregulationsbereiches zu höheren Druckwerten hin bewirkte – bei unveränderter Hirndurchblutung. Die Perindopril-Behandlung der hypertonen Tiere bewirkte eine Normalisierung des AD und eine Verschiebung des Autoregulationsbereiches der Hirndurchblutung zurück zu normalen Werten. In den normotonen Tieren führte die Perindopril-Behandlung zu einer Erhöhung der Hirndurchblutung.

Aus der Studie ist zu schließen, daß die chronische renovaskuläre Hypertonie zu einer Verschiebung der zerebralen Autoregulation zu höheren Blutdruckwerten hin führt und daß *chronische* Behandlung mit ACE-Hemmern wie Perindopril diese Verschiebung wieder völlig normalisieren kann.

Suppression der genetisch bedingten Hypertonie durch ACE-Hemmung: Unterschiedliche Beeinflussung des lokalen Gefäßwiderstandes

S. B. Harrap (Australien)

In dieser Studie ist untersucht worden, wie sich die durch chronische Behandlung mit ACE-Hemmern zu erzielende Vasodilatation bzw. Gefäßwiderstandserniedrigung auf die einzelnen Gefäßsegmente bzw. Organe verteilt. Dazu wurden Untersuchungen an jungen, spontan-hypertensiven Ratten mit verschiedenen ACE-Hemmern durchgeführt; die dabei zu beobachtende Senkung des Blutdruckes hielt auch nach Absetzen des ACE-Hemmers noch länger an. Dieser Langzeiteffekt auf den Blutdruck erklärt sich wahrscheinlich aus einer Abnahme der Mediahypertrophie der Widerstandsgefäße, besonders im Mesenterialbett, wobei unklar bleibt, ob es sich dabei um Ursache oder Wirkung handelt!

Die Wirkung der chronischen ACE-Hemmung war in diesem Ratten-Hochdruckmodell am deutlichsten im Mesenterial- und Nierenbett sowie im Gehirn ausgeprägt, während im Koronar- und Muskelbett kaum Widerstandsveränderungen nachgewiesen werden konnten. Ob sich dieses unterschiedliche Verhalten durch regionale Verteilungs-Unterschiede der Mediahypertrophie erklären läßt, ist noch nicht bekannt.

Diesen Untersuchungen ist zu entnehmen, daß eine Reihe von noch nicht genau definierbaren lokalen Faktoren (wie z. B. die Aktivität der lokalen Renin-Angiotensin-Systeme oder die sympathischen Nerven) bei der Regelung des Dilatationsgrades in den einzelnen Gefäßsegmenten bzw. Organen von Bedeutung sind.

Sachverzeichnis

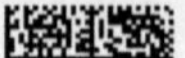